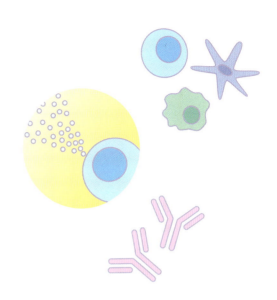

やさしく学べる
がん免疫療法のしくみ

山口大学医学部・教授
玉田 耕治

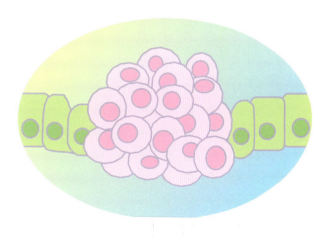

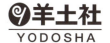

謹告

　本書に記載されている診断法・治療法に関しては，発行時点における最新の情報に基づき，正確を期するよう，著者ならびに出版社はそれぞれ最善の努力を払っております．しかし，医学，医療の進歩により，記載された内容が正確かつ完全ではなくなる場合もございます．

　したがって，実際の診断法・治療法で，熟知していない，あるいは汎用されていない新薬をはじめとする医薬品の使用，検査の実施および判読にあたっては，まず医薬品添付文書や機器および試薬の説明書で確認され，また診療技術に関しては十分考慮されたうえで，常に細心の注意を払われるようお願いいたします．

　本書記載の診断法・治療法・医薬品・検査法・疾患への適応などが，その後の医学研究ならびに医療の進歩により本書発行後に変更された場合，その診断法・治療法・医薬品・検査法・疾患への適応などによる不測の事故に対して，著者ならびに出版社はその責を負いかねますのでご了承ください．

はじめに

　がんに対する免疫療法と聞いて、皆さんはどのようなイメージをもたれるでしょうか。「自分自身の免疫力を利用するので、副作用がない素晴らしい治療」というイメージかもしれませんし、逆に、「明らかな効果がないのに一般に広まっている、あやしい治療」というものかもしれません。がん免疫療法という広範で複雑な治療法にはいろいろな側面がありますので、多くの異なるイメージをもたれるのは当然のことです。

　ただし、ひとつ確実に言えることは、がんに対する免疫療法が近年大きく進歩し、治験とよばれる厳密な臨床試験をパスして医薬品として承認されたものが出てきた、ということです。免疫チェックポイント阻害剤（抗PD-1抗体）と呼ばれる薬剤が優れたがん治療効果を示す、という話題を耳にされた方も多いと思います。もちろんすべてのがんに効くわけではありませんし、副作用などいろいろな問題もあります。そういう意味では、がんの免疫療法はますます複雑で理解しにくいものになったのかもしれません。また、免疫学にはリンパ球や樹状細胞など多くの登場人物があり、それらがお互いに影響し合うため、とても複雑な学問と言えます。がんの生物学についても、がん種や患者さんごとに異なる遺伝子変異などの難しい特徴があります。難しい疾患を免疫という難しいシステムで治療するわけですから、最新のがん免疫療法に関する書籍はどうしても難解なものになりがちです。

　そこで本書は、今後のがん治療のひとつの柱となりうる免疫療法をできるだけ平易な言葉を用いてわかりやすく解説し、その基本的なしくみと現在の課題、そして将来展望をやさしく学べる手引書として作られました。

　がんという病気はとても治療が難しい疾患です。予防のための医学研究や早期発見のための技術も日々進歩していますが、残念ながら我が国においてがんで死亡する患者さんの数は年々増加しています。読者の皆さんのご家族やお知り合いの方にも、がんと闘っている方がいらっしゃるかもしれません。私は医師としてがん患者さんを診療した経験から、何とかしてもっと効果的で新しい治療法を開発できないか、がんと生体が共存できる状態を作れないか、との思いからがん免疫学の研究を始め、20年以上続けてきました。がん免疫療法の歴史には多くの光と影がありますが、科学的根拠に基づき、統計学的にも効果が認められる治療法がやっと確立されつつあります。

　この潮流を絶やさず、さらに進展させるためにも、がん免疫療法について正しく理解することはとても重要なことです。本書がその一助になればこの上ない幸せです。

2016年9月

初秋の日差しに包まれた免疫学教授室にて

玉田　耕治

やさしく学べる がん免疫療法のしくみ　目次

はじめに ……………………………………………………………………… 3

プロローグ 「がん免疫療法」って何ですか？ …………………………… 6
- まずは「がん免疫療法」の定義から
- 簡単に、免疫学のおさらいをしましょう
- がん免疫療法の効果の鍵は、がんに対する特異性

第1章　がんと免疫の関係 ………………………………………………… 14

> keywords… がん化のしくみ、T細胞によるがん監視機構、がん微小環境における免疫抑制

- 私たちの体では毎日無数のがん細胞が生まれている
- T細胞は「がん抗原」を認識してがん細胞を攻撃する
- がん細胞はどのように免疫監視機構をすり抜けるのか？
- がん微小環境における免疫抑制のしくみ

第2章　免疫チェックポイント阻害剤のしくみ ………………………… 26

> keywords… 抗PD-1/PD-L1抗体、抗CTLA-4抗体、副作用（自己免疫疾患様症状）、
> 効果予測（PD-L1の発現、T細胞浸潤、ネオアンチジェン）

- 免疫チェックポイント分子はT細胞の暴走を抑えるために存在している
- 抗PD-1/PD-L1抗体や抗CTLA-4抗体はT細胞のブレーキを解除する
- なぜ免疫チェックポイント阻害療法が注目されているのか？
- 免疫チェックポイント阻害療法の副作用
- 免疫チェックポイント阻害療法の効果をいかに予測するか？

第3章　エフェクター細胞療法のしくみ ……… 40

keywords… 養子免疫療法、免疫細胞療法、末梢血リンパ球、TCR-T細胞療法、CAR-T細胞療法、血液がん、副作用（サイトカイン放出症候群、on-target off-tumor効果）

- 免疫細胞を"とって・増やして・戻す"治療法
- TCR-T細胞療法、CAR-T細胞療法のコンセプト
- TCR-T細胞療法、CAR-T細胞療法の治療効果と課題
- TCR-T細胞療法、CAR-T細胞療法の副作用
- エフェクター細胞療法を"off-the-shelf"にするために

第4章　がんワクチン療法のしくみ ……… 50

keywords… 共通抗原、CT抗原、ペプチドワクチン、Toll様受容体（TLR）、アジュバント、樹状細胞ワクチン、ネオアンチジェン

- がん抗原とは？ がんワクチンとは？
- がん免疫アジュバントは自然免疫系を介してT細胞の活性化を助ける
- 樹状細胞は"プロフェッショナル"な抗原提示細胞
- ネオアンチジェンを用いた次世代がんワクチン
- がんワクチンの問題点と今後の課題

第5章　複合的がん免疫療法のしくみ ……… 60

keywords… 免疫チェックポイント阻害剤、ペプチドワクチン、エフェクター細胞療法、分子標的薬、抗がん剤、放射線療法、外科手術、安全性

- がん免疫療法どうしの組み合わせ
- がん免疫療法と他のがん治療法との組み合わせ
- 複合的がん免疫療法の課題

エピローグ　がん免疫療法の発展に向けて ……… 66

- いかに治療効果を高め、副作用を低減させるか？
- がん免疫療法の個別化に向けて
- がん免疫療法の治療効果をどのように判断するか？
- 新しいテクノロジーとの融合

索　引 ……… 72

プロローグ
「がん免疫療法」って何ですか？

　突然ですが、皆さんはがん免疫療法についてどれくらい詳しくご存知でしょうか？ 実はすでにある程度勉強していて、確認のために本書を手に取った方もいれば、本書ではじめて勉強しようと思っている方もいるかと思います。本書では主に後者のような初学者を想定して、がん免疫療法のしくみをとにかく"やさしく学べる"ことを重視しました。難しい言葉は極力用いないようにしつつ、本当に重要な知識はできるだけ網羅するように努めました。ここではまず、本書でがん免疫療法の基本をやさしく学ぶための予備知識をお話したいと思います。そのうえで、各がん免疫療法の詳しいしくみをお話ししたいと思います。

● まずは「がん免疫療法」の定義から

　さて、新しいことを学ぶとき、言葉の定義はとても重要です。そこでまずは、「がん免疫療法」の定義について話しておきたいと思います。皆さんは「がん免疫療法」について、おそらく"免疫の力によってがん細胞をやっつける治療法"といったイメージをお持ちかと思います。この理解、がん免疫療法の定義として概ね正しいと言えます。「免疫」という言葉には色々な意味が含まれますが、抗体、免疫細胞、サイトカインなどの作用を総称して"免疫の力"とするならば、がん免疫療法はまさに、上記の定義で言い表すことができます（図1）。ちなみに医学的に正しく言えば、"がん細胞を認識して攻撃する免疫細胞や免疫制御物質を体内あるいは体外で誘導し、それらを利用してがん細胞の殺傷や増殖阻害を目指す治療法"ということになります。本書では、そのなかでも最新の

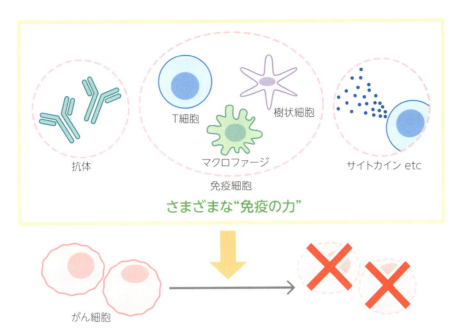

図1　がん免疫療法は"免疫の力によってがん細胞をやっつける治療法"

がん免疫療法として、**免疫チェックポイント阻害療法、エフェクター細胞療法、ワクチン療法、複合的免疫療法**について詳しく解説していきます。

簡単に、免疫学のおさらいをしましょう

本書では「免疫」に関する既述がたくさん出てきます。おそらく、7～8割は免疫の話です。私は長年免疫学の研究をしていますので、多くの方が免疫学は難しく、苦手な分野と感じていることをよく知っています。そこでここでは、本書を読み解くのに必要最低限の免疫学の知識をお話ししておきたいと思います。それ以上のことは本編を読み進めながら理解できるように解説してありますので、どうか安心してください。

免疫学の教科書を開くと、「**免疫とは、自己と非自己を区別して、非自己を排除するしくみである**」ということが書かれています。さらに「**自然免疫と獲得免疫に大別される**」ということを習った記憶がある方も多いと思います。

本書で解説する多くのがん免疫療法のしくみにかかわるのは、獲得免疫系の細胞であるT細胞を中心とした話です。ここでは、獲得免疫の一般的な特徴に

ついてT細胞を例に解説するとともに、自然免疫についても簡単に言及したいと思います。

❶獲得免疫（acquired immune system）

　獲得免疫とは、細菌やウイルスなどの異物に対して後天的に形成される免疫反応の総称で、適応免疫（adaptive immune system）とも呼ばれます。T細胞とB細胞がその中心を担い、高い抗原特異性と多様性、そして免疫記憶と呼ばれる性質をもつことがその特徴です（表1）。以下に、T細胞を例にこれらの特徴を見ていきましょう。

　T細胞はその細胞表面に**T細胞受容体（T cell receptor：TCR）**と呼ばれる分子をもっており、このTCRを介して細菌やウイルスなどの異物がもつ"目印"（これを**抗原**と呼びます）を認識することで活性化します。この、"目印"に特異的な活性化のしくみは**抗原特異性**と呼ばれ、獲得免疫の一番の特徴です（図2A）。また私たちの体に存在する1つ1つのT細胞は異なるTCRをもち、そのパターン数は十の十数乗にも及びます。つまり私たちの体に存在するT細胞は、ありとあらゆる異物を認識するための**多様性**をもっていると言えます（図2B）。

　さらに獲得免疫系の細胞は、いわゆる"二度罹りなし"を可能にする**免疫記憶**と呼ばれる能力（**メモリー機能**）を備えています。例えば子どもの頃に麻疹（はしか）のワクチンを打っておけば大人になっても麻疹に罹らずに済みますが、これは麻疹ワクチンを"目印"として記憶したT細胞が"メモリーT細胞"となり、長期間にわたって体の中に存在し続けるからと考えられています（図2C）。

表1　獲得免疫と自然免疫の比較

	担当細胞	抗原特異性	多様性	メモリー機能（免疫記憶）	異物侵入に対する応答速度
獲得免疫	T細胞、B細胞	あり	あり	あり	遅い（時間がかかる）
自然免疫	マクロファージ、NK細胞、樹状細胞など	なし	なし	なし	早い（初期応答を担う）

A) 抗原特異性

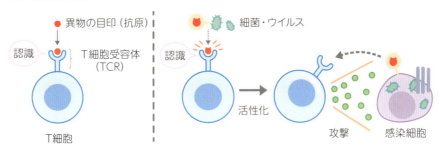

B) 多様性

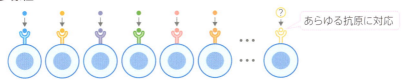

C) メモリー機能

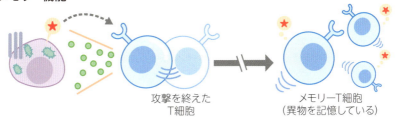

図2　獲得免疫の特徴（T細胞を例に）
T細胞受容体（TCR）が細菌やウイルスの"目印"（抗原）を認識する際には、実際には抗原由来のペプチドがHLA分子により提示された状態で認識します（第1章の図2を参照）。

　また私たちの体には、免疫細胞が自分自身の他の細胞を攻撃してしまわないようにする**免疫寛容**というしくみが備わっています。例えばT細胞が産生される胸腺という器官では、自己反応性のTCR（つまり自分自身の細胞を異物として認識してしまうTCR）をもつT細胞を"教育"して取り除くことで、体の中で悪さをしないようにするしくみが働いています。このようにして、T細胞は外来の異物のみを認識・記憶し、適切に攻撃する役割を担っています[※1]。

※1　同じく獲得免疫系のB細胞は「B細胞受容体」をその細胞表面にもち、さまざまな異物に対応するための多様な抗体をつくり出しています。またT細胞と同様に、一部のB細胞はメモリーB細胞となって免疫記憶を司ります。

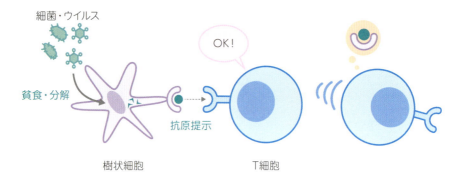

図3　樹状細胞によるT細胞への抗原提示

❷自然免疫（innate immune system）

　細菌やウイルスなどの異物から体を守るもう1つのしくみが自然免疫です。一般的に、自然免疫系の細胞は獲得免疫が働くまでの前段階の免疫反応を担当していて、その後の獲得免疫系の活性化の誘導にも重要な働きをしています（表1）。

　がん免疫療法では獲得免疫系のT細胞が中心であると述べましたが、自然免疫系のマクロファージ、NK細胞、樹状細胞などもがん免疫療法を理解するうえで重要な細胞です。なかでも樹状細胞は、壊れたがん細胞の破片を取り込み、攻撃するべき細胞の目印（抗原）をT細胞に提示するという重要な機能を担っています（図3）。

　また自然免疫系の細胞は獲得免疫系のような抗原特異性や多様性、免疫記憶こそもちあわせていませんが、細菌やウイルス成分と結合するToll様受容体（Toll-like receptor：TLR）と呼ばれる分子を細胞表面にもち、それらの異物を認識することで素早く活性化することが知られています。このしくみについては、**第4章**で触れたいと思います。

がん免疫療法の効果の鍵は、がんに対する特異性

　がん免疫療法そのものは、実は100年以上の長い歴史があります。最も古いがん免疫療法は、米国の外科医ウィリアム・コーリーが開発した**免疫賦活療法**です。コーリートキシン（Coley Toxin）と名付けられた細菌由来毒素を投与することで、がんに対する免疫を高める手法です。その他にも、サイトカイン

を注射して免疫細胞を活性化する**サイトカイン療法**や、患者さんの血液から免疫細胞を取り出して、増殖させて体内に戻す**LAK療法**と呼ばれる治療法などが開発されてきました。しかし残念ながら、これらのがん免疫療法は一定の効果は認められながらも、がんに対する特異性が決して高くなく、副作用もみられたため、がんの標準治療となるものはほとんどありませんでした。

　一方で1990年代に入りがん組織の目印となる**がん抗原**が続々と発見され、がんに対する特異性がより高い**がんワクチン療法**が開発されました。そして2010年代に入り、いくつかの**免疫チェックポイント阻害療法**がこれまでの標準治療法よりも優れた治療効果をもつことが認められ、日米で承認を受けることとなりました。またがん特異性を与えたLAK療法の改良版とも言えるCAR-T細胞療法やTCR-T細胞療法などの**エフェクター細胞療法**も、近年の臨床試験において高い臨床効果が認められています。本書では主に、これらのがん特異性の高いがん免疫療法を解説していきます。

　それでは、前書きはこの程度にして"がん免疫療法のしくみ"を解説していきたいと思います。

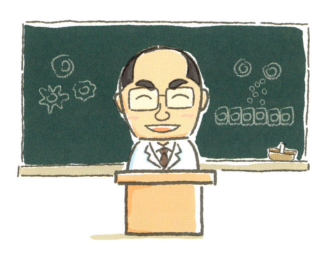

第1章
がんと免疫の関係

第1章
がんと免疫の関係

　プロローグでは、本書の予備知識として免疫システムについて簡単におさらいしながら、「がん抗原」の発見以降、新しいがん免疫療法が開発されたというお話しをしました。本章ではがんと免疫の関係についてもう少し詳しく話していきますが、その前に「そもそもなぜ『がん』が出来るのか」についてお話ししたいと思います。

● 私たちの体では毎日無数のがん細胞が生まれている

　意外かもしれませんが、私たちの体では毎日無数のがん細胞が生み出されています。その原因は、私たちの体の設計図であるゲノムDNAの配列に生じるエラー（変異）だと考えられています。このエラーは細胞分裂時に偶然起こることもあれば、紫外線やタバコなどの外的要因で起こることもあります（図1）。
　ではなぜ、DNAのエラーが細胞のがん化へとつながるのでしょうか？ 正常な細胞は、細胞同士がぎゅうぎゅう詰めに触れ合うようになると**接触阻害**というしくみによりそれ以上増殖しないようになっています。しかしDNAのエラーが、たまたま細胞の増殖を無秩序にしてしまうようなエラーだった場合、その細胞は無尽蔵に増殖する能力をもった「がん細胞」へと性質を変えるのです。このDNAのエラーには、がん化を強く誘導する**ドライバー変異**と呼ばれるエラーと、細胞の増殖とは直接は関係のない**パッセンジャー変異**と呼ばれるエラーに分けられます。私たちが臨床で目にする「がん」を構成するがん細胞のゲノ

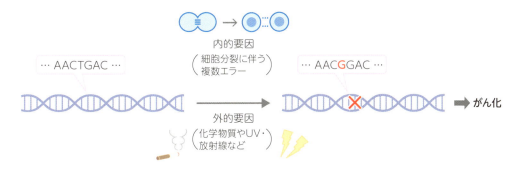

図1　DNAのエラー（変異）はがんの原因となる

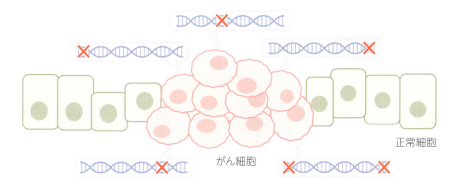

図2　がん組織にはさまざまなDNAのエラー（変異）が蓄積している

ムDNAには、大小さまざまなエラー（変異）が起こっているということになります（図2）。

T細胞は「がん抗原」を認識してがん細胞を攻撃する

　ところが、私たちの体内で常にがん細胞が生まれているとは言え、それがそのまま「がん」になるわけではありません。そうでなければ、私たちの体はたちまちがん細胞だらけになってしまいます。そうならないようにがんの発生を防いでいるのが、**がん免疫監視機構**と呼ばれる免疫のしくみです。

　免疫監視機構を詳しく説明しようとすると、実はそれだけで1冊の本が書け

てしまうぐらい複雑なので、ここでは要点をしぼって説明したいと思います。最も重要なのは、「免疫細胞は何を目印に、がん細胞を監視（認識）しているのか」ということです。T細胞には目があるわけではありませんので、"あそこに無尽蔵に増殖している細胞がいるぞ！"と認識することはできません。そこで出てくるのが、プロローグでお話しした**T細胞受容体（TCR）**です。T細胞はTCRを介して、がん細胞のゲノムDNA変異に由来した**がん抗原（tumor antigen）**を認識することでがん細胞を感知し、**パーフォリン**、**グランザイム**、**FasリガンドFasL）**などの細胞傷害性物質を産生して攻撃することができます（図3）。

ここは話が少し複雑になるのですが、実際には、T細胞はいきなりがん細胞がもつがん抗原を認識するわけではありません。プロローグでも述べたとおり、獲得免疫系であるT細胞は、病原体などの異物に対する反応速度が決して早くありません。そこでT細胞が働くよりも前に、自然免疫系の**NK細胞（natural killer cell）**がサイトカインを介して攻撃したり、**マクロファージ（macrophage）**が貪食したりして、がん細胞に対する免疫応答を引き起こします〔このような自然免疫系の免疫細胞による初期免疫応答も、がん免疫監視機構の一部と言えます（後述の※1も参照）〕。

そして自然免疫系のもう1つの重要な細胞に、**樹状細胞（dendritic cell）**と呼ばれる細胞があります。貪食細胞の一種である樹状細胞はがん細胞を貪食すると、がん細胞内のタンパク質をペプチドに分解し、**HLA（ヒト白血球抗原）**と呼ばれる細胞表面分子を介して細胞外に露出（抗原提示）させます。T細胞はTCRを介してこれを認識し、活性化します。そしてがん細胞自身も同様に、HLAに自身のがん抗原を載せていることが知られています。したがって、樹状細胞からの抗原提示で活性化したT細胞が、同様のがん抗原をもったがん細胞を認識・攻撃できるようになるのです（図3）。プロローグでお話したとおりT細胞には多様性がありますので、免疫系全体としては、このしくみによりあらゆるがん抗原をもったがん細胞に対応できるということになります。

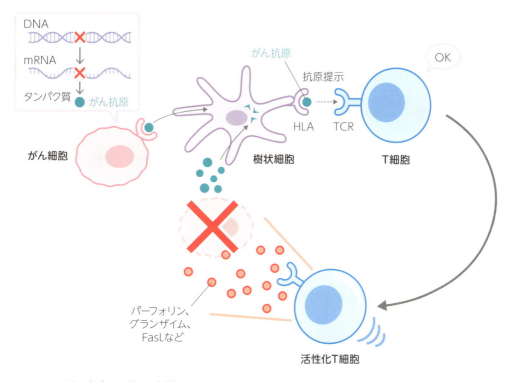

図3　T細胞ががん細胞を攻撃するしくみ
DNAはmRNAを経てタンパク質をコードするので、変異DNAからは変異タンパク質が生じます。T細胞はその変異タンパク質の断片（ペプチド）を、がん抗原として認識します。

🔵 がん細胞はどのように免疫監視機構をすり抜けるのか？

　T細胞は上記のようなしくみによってがん細胞を認識・排除しているわけですが、ここで１つ疑問が生じます。がん免疫監視機構が存在するにもかかわらず、なぜ私たちの体には「がん」が生じるのでしょうか？　がん免疫監視機構が完璧ではないからだ、と言えばそれまでですが、実はここにがん免疫療法のしくみを理解するうえで大切なヒントが隠されています。以下に、がん細胞が免疫監視機構をすり抜ける術について、もう少し詳しく解説したいと思います。

　その機構を考えるには、もう一度「免疫細胞は何を目印に、がん細胞を監視（認識）しているのか」を思い出しましょう。免疫細胞、とりわけT細胞は、がん細胞がもつがん抗原を目印に認識しているということをお話ししました。このがん抗原は、がん細胞表面のHLA分子により提示されています。つまりがん

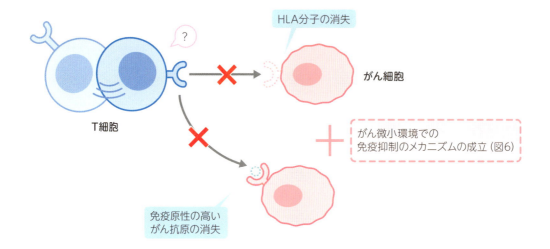

図4　がん細胞が免疫監視から逃れるための戦略
がん細胞が免疫から逃れるためには、HLA分子の発現低下や消失、免疫原性の高い抗原の消失に加えて、実際にはがん微小環境での免疫抑制メカニズムの成立が必要です（図6も参照）。

　細胞側の視点で言えば、がん抗原を載せるための台座であるHLA分子をなくしてしまったり、免疫原性（免疫を誘導する性質）の高いがん抗原をなくしてしまえさえすれば、自身のがん抗原をT細胞に認識されることなく、その免疫監視システムから逃避することができると考えられます（図4）。

　実際、臨床的に「がん」として認識されるがん組織では、これらのメカニズムが起こっていることが観察されています。すなわち、患者さんのがん組織では、本来細胞表面に存在しているはずの**HLA分子の発現低下・喪失**が観察されることがあります。あるいはHLA分子の発現量は正常でも、HLAの発現に必要な別の分子が異常となっているケースもあります[※1]。

　がん抗原についても、がん細胞はあの手この手で変化させてきます。例えばそのメカニズムの1つに、**スプライシングバリアント**による変化があります。分子生物学を学んだ方はご存知と思いますが、DNAからmRNAが転写されタ

※1　がん細胞に対する初期の免疫応答を担うNK細胞は、"自分自身のHLAを発現する細胞は攻撃しない"という性質をもっています。抗原特異性をもたないNK細胞ががん細胞を認識して攻撃するしくみの1つとして、このHLA分子の発現低下・喪失が知られており、このしくみにより、T細胞ががん細胞を認識できない場合にNK細胞が補完的に作動すると考えられています。

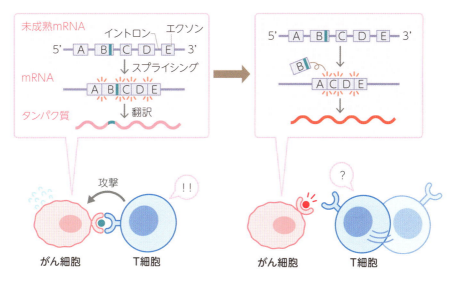

図5 スプライシングバリアントによるがん抗原の変化

ンパク質に翻訳される過程で、転写された直後の未成熟 mRNA は、イントロンとエクソンと呼ばれる配列が交互に並んだ構造をしています（図5）。これがタンパク質へと翻訳される成熟 mRNA になるには、イントロンが切り取られてエクソンのみになる必要があるのですが（これをスプライシングと呼びます）、最終的にどのエクソンが残るかには、色々なバリエーションがあります。ここで、2番目のエクソンに変異があったとします。このエクソンが残れば、変異に由来したペプチドががん抗原として HLA に提示され、T細胞に認識されることになります。しかし2番目のエクソンが何らかの理由でスキップされてしまったらどうなるでしょうか？ その変異に由来したペプチドが HLA に提示されないということになります（図5）。

とは言え、がん細胞は外部の環境にあわせて意図的に自身を変化させているわけではありません。先ほど、細胞分裂の過程で一定の割合でエラーが起き、それが内的要因となりゲノム DNA の変異が生じるということをお話ししましたが、それと同様に、生物がもつ"揺らぎ"によって起こっていると考えられています。こうしてがん免疫監視機構をすり抜けたがん細胞が結果的に生き延びてしまえば、増殖を続けていずれ「がん」になる可能性があります。ちなみ

に臨床的に観察される「がん」では、その**不均一性（heterogeneity）**がしばしば問題視されていますが[※2]、これはまさに、がん細胞の**免疫逃避（immune evasion）**の結果であると言えます。つまり起源となったあるがん細胞が臨床的に「がん」として観察されるまでに増殖できたということは、必然的に、その過程で免疫から逃れられるだけのさまざまな性質の変化を経てきたということを意味しているのです。

がん微小環境における免疫抑制のしくみ

　以上で述べてきたように、「がん」はT細胞により認識される抗原をもたないがん細胞を生み出すことにより、がん免疫監視機構から逃避する能力をもっています。同時に「がん」は、免疫から逃れられるように**がん微小環境（tumor microenvironment）**と呼ばれる特殊な環境を周囲に築いていることも分かってきました。この環境で働いている、がん細胞が免疫を抑制するメカニズムを一般に、**免疫抑制（immune suppression）**と呼びます。これは文字通り、がん細胞が免疫細胞を抑制するメカニズムです。免疫抑制にはいくつかの種類がありますが、その代表的なものが**免疫チェックポイント（immune checkpoint）**と呼ばれるしくみです。免疫チェックポイントについては第2章で詳しく説明するので、ここでは概要のみとしたいと思います。

❶免疫チェックポイント

　がん細胞や、がん細胞と一緒に微小環境を構成する間質細胞（ストローマ細胞）の細胞表面には、**PD-L1**という膜タンパク質が発現しています。一方でT細胞の細胞表面には、（名前がそっくりでややこしいのですが）**PD-1**という膜タンパク質が発現していて、このPD-L1とPD-1というのは鍵と鍵穴の関係にあります。そして両者が結合すると何が起こるかというと、T細胞にブレーキが掛かってしまうのです。つまりがん微小環境において、T細胞はがん細胞や間質細胞のPD-L1によりブレーキをかけられた状態になっていて、その能力を

※2　ここでいう不均一性とは、一塊のがん組織でもそれを構成する1つ1つのがん細胞の性質がゲノムDNAのレベルで互いに異なっていることを指します。がん組織の不均一性は、放射線療法や化学療法において一部の細胞が治療抵抗性を示す理由の1つとして考えられています。

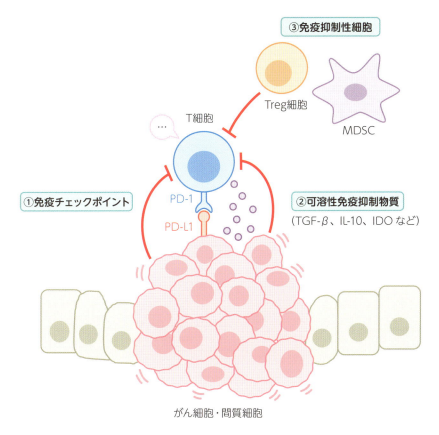

図6 がん微小環境における免疫抑制のしくみ

存分に発揮できない状態になっているのです（**図6①**）。ちなみにPD-L1はどんながん微小環境でもT細胞を抑えているかというとそういうわけでもなく、がん種あるいは患者さんによって発現量が高かったり低かったりしていて、それが免疫チェックポイント阻害療法の効き方に影響する場合があることが分かっています（**第2章**も参照）。

また少し難しい話になりますが、**適応免疫耐性（adaptive immune resistance）** というしくみによっても、PD-L1の発現が誘導され、免疫抑制が働くことも分かっています。T細胞はがん細胞を攻撃するときに種々のサイトカインを出すのですが、そのうちの1つにIFN-γ（インターフェロンγ）という分子があります。がん細胞はこのIFN-γが自分の周辺にあると、それを感知してPD-L1を多く発現しT細胞による攻撃を免れるしくみをもっていて、これを適

応免疫耐性と呼びます。これらのメカニズムが、免疫チェックポイントと呼ばれる働きによる免疫抑制のしくみの概要です。

❷可溶性免疫抑制物質

　その他の免疫抑制のしくみとしては、免疫抑制作用をもつ液性因子（可溶性免疫抑制物質）によるＴ細胞の抑制があります。代表的なものとして、ＴＧＦ-βやIL-10といった**抑制性サイトカイン**や**IDO（indoleamine 2, 3-dioxygenase）**という酵素が知られています（<u>図6②</u>）。がん細胞や間質細胞は、これらの分子を発現・分泌してＴ細胞や他の免疫細胞に働きかけることで、それらの機能を抑えていることが分かっています。

❸免疫抑制性細胞

　さらに、**制御性Ｔ細胞（Treg細胞）**や**ミエロイド由来抑制細胞（MDSC）**といった免疫抑制性の細胞も免疫抑制に働いていることが知られています（<u>図6③</u>）。免疫系の細胞なのにがん細胞の味方をするなんて、と思うかもしれませんが、Treg細胞やMDSCはもちろんがん細胞を活かすために存在しているわけではありません。免疫チェックポイントにしても抑制性サイトカインやIDOにしても、そして免疫抑制性細胞にしても、普段は過剰な免疫や自己に対する免疫を抑えるために働いているしくみなのですが、がん微小環境ではそれががん細胞に都合のいいように利用されているに過ぎません。

　ちなみに、Treg細胞やMDSCがどこから、どのようにしてがん微小環境にやってくるのかは、まだ確信のもてる答えは得られていません。これから徐々に、解明されてゆくものと期待されています。

第1章 がんと免疫の関係

本章のまとめ

◆ T細胞は樹状細胞から提示された目印（がん抗原）を認識することで活性化し、がん細胞を攻撃する。

◆ 一方のがん細胞は自身の性質を変化させることで、免疫による監視を逃れている。

◆ 臨床的に見られるがんの不均一性は、がん細胞集団の免疫逃避の結果だととらえることができる。

◆ がん微小環境では、免疫チェックポイントを含めたT細胞を抑制するさまざまなしくみが働いている。

第2章
免疫チェックポイント阻害剤のしくみ

第2章
免疫チェックポイント阻害剤のしくみ

　本章では、前章でも少しだけ出てきた「免疫チェックポイント」を標的とした治療法について解説します。この本の読者のなかには、抗PD-1抗体や抗CTLA-4抗体について詳しく知りたくて本書を手にとってくださった方が少なくないと思います。これらの抗体は、既存のがん治療法で効果のなかったがん患者さんにも有効性が認められ、大きな注目を集めています。ここでは、免疫チェックポイント阻害療法はどのようなしくみでどれほど効くのか、またどのような副作用があるのかなどについて、詳しく解説していきたいと思います。

● 免疫チェックポイント分子はT細胞の暴走を抑えるために存在している

　免疫チェックポイント阻害療法を理解する前に、プロローグで解説した「免疫寛容」についておさらいをしたいと思います。プロローグでは、T細胞は自分自身を攻撃しないように教育されているというお話をしました。具体的には、胸腺というリンパ器官でT細胞の前駆細胞が成熟したT細胞に分化する過程で、自分自身の抗原（自己抗原）と強く反応するTCRをもつ細胞は**負の選択**（negative selection）というシステムにより細胞死を起こすようにプログラムされています（図1）。イメージとしては、「試験をパスできなかったT細胞が厳しく落第させられる結果、自分自身に寛容なT細胞のみが残る」というふうに理解するとよいかもしれません[※1]。

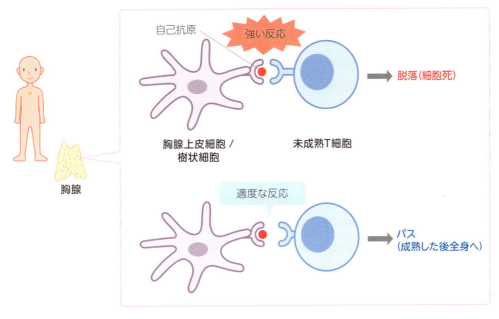

図1　胸腺における自己反応性のT細胞が排除されるしくみ

　しかしながらこのシステムというのが完璧ではなく、なかには負の選択を免れてしまうT細胞が存在することが知られています。それらは自己反応性のT細胞ですので野放しの状態では自己免疫疾患を引き起こしてしまうのですが、ご存知のとおり多くの人は自己免疫疾患にはなりません。前章で少しだけ解説したように、私たちの体には自己反応性のT細胞や何らかの理由で暴走してしまったT細胞に対して、それを抑えこむようなシステムが備わっています。その1つが**免疫チェックポイント機構**です。免疫チェックポイント機構に関わる分子は**免疫チェックポイント分子**と呼ばれ、その代表的なものがPD-L1/PD-1です。

　免疫チェックポイント分子はいずれも、PD-L1/PD-1のように鍵と鍵穴の関係をもったペアで存在しています。これまでの研究から複数の免疫チェックポイント分子が知られていて、B7/CTLA-4もその1つです。鍵分子であるPD-L1

※1　実際には、T細胞が成熟するには負の選択のみならず**正の選択（positive selection）**と呼ばれる教育を受ける必要があります。正の選択では、自己のHLAに対して"ほどよく反応する"T細胞が選別されます。

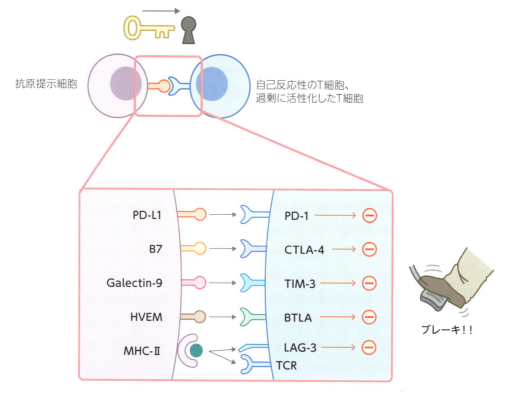

図2 免疫チェックポイント分子

やB7が、それぞれ鍵穴分子であるPD-1やCTLA-4に結合することで、免疫細胞の機能にブレーキが掛かるようになっているのです（図2）。

抗PD-1/PD-L1抗体や抗CTLA-4抗体はT細胞のブレーキを解除する

　免疫チェックポイント阻害療法で用いられるのは、これらの免疫チェックポイント分子に結合してその機能を阻害する**モノクローナル抗体**です。第1章では、がん微小環境において「がん」がこのPD-L1/PD-1経路を悪用していることをお話ししました。がん細胞や間質細胞はその細胞表面のPD-L1分子により、自身を攻撃するT細胞にブレーキを掛けて免疫による監視から逃避している、したがって抗PD-1抗体や抗PD-L1抗体でそのしくみを阻害すれば免疫に対するブレーキが解除されてT細胞ががん細胞を攻撃できるようになるという

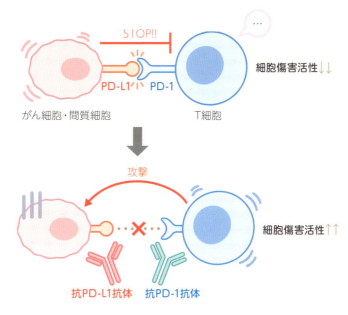

図3　抗PD-1/PD-L1抗体によるがん治療のしくみ

のが、抗PD-1/PD-L1抗体によるがん治療のしくみです（図3）。

　抗CTLA-4抗体も、CTLA-4分子を介したT細胞のブレーキを解除することで抗腫瘍効果を狙います。一方で抗CTLA-4抗体は抗PD-1/PD-L1抗体とは異なり、樹状細胞やTreg細胞とT細胞の相互作用の場で働きます。T細胞が樹状細胞から抗原を受け取って活性化する際には、樹状細胞のB7分子とT細胞側のCD28分子が結合して、T細胞に刺激シグナルが伝わることが必要とされています（図4A）。一方で、免疫抑制性細胞であるTreg細胞はその細胞表面にCTLA-4分子を発現し、樹状細胞のB7分子と非常に強く結合することが知られています。そのため、ひとたびTreg細胞が樹状細胞と結合してしまうと、T細胞はCD28分子からの刺激シグナルを得られなくなり、活性化することができなくなります（図4B）。抗CTLA-4抗体はこのメカニズムを阻害することで抗腫瘍効果を発揮する、というわけです。

なぜ免疫チェックポイント阻害療法が注目されているのか？

　世界初の免疫チェックポイント阻害剤である**抗CTLA-4抗体イピリムマブ**が米国FDA（食品医薬品局）で承認されたのは2011年（日本では2015年）で

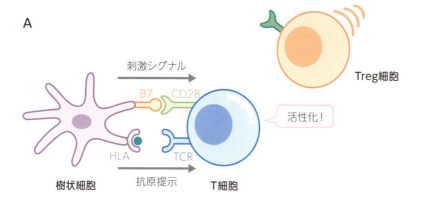

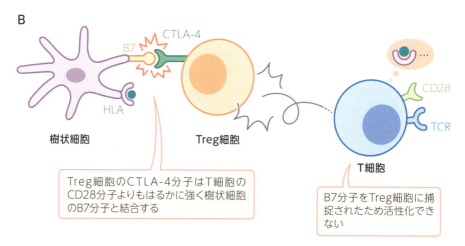

図4　Treg細胞のCTLA-4分子がT細胞の活性化を阻害するしくみ

した。また2014年には**抗PD-1抗体ニボルマブ**が日米で、同じく抗PD-1抗体の**ペンブロリズマブ**が米国で承認されました。そして2016年、初の**抗PD-L1抗体アテゾリズマブ**が米国で承認されました（表1）。

　これらの免疫チェックポイント阻害療法に関する話題は、日本はもとより世界中の大学・研究所や製薬メーカーが大きく注目しています。それはなぜかというと、これらの治療法が既存の治療薬が功を奏しなかったがん患者さんに対して、1～3割という確率ながら有効性が認められたからです。ちなみにここでいう"有効性が認められた"というのは、**CR（complete response：完全奏効）**

表1 主な免疫チェックポイント阻害抗体

標的とする分子	抗体の一般名	国内外の承認状況と対象となるがん
CTLA-4	イピリムマブ	日米で承認（メラノーマ）
PD-1	ニボルマブ	日米で承認（メラノーマ、非小細胞肺がん、腎細胞がん）＋米国ではホジキンリンパ腫でも承認
	ペンブロリズマブ	米国で承認（メラノーマ、非小細胞肺がん）
PD-L1	アテゾリズマブ	米国で承認（尿路上皮がん）

＊2016年8月時点での情報に基づいて作成。

またはPR（partial response：部分奏効）が見られたということを示します。すなわち、化学療法、放射線療法などの治療法で効果がなかった患者さんにおいて、完全に腫瘍が消失するか（CR）、腫瘍の大きさが明らかに縮小したか（PR）のいずれかが観察されたということです（図5）。

本書を執筆している2016年8月現在、日本では抗CTLA-4抗体イピリムマブは皮膚がんの一種である悪性黒色腫（メラノーマ）に対して、抗PD-1抗体のニボルマブはメラノーマと非小細胞肺がん、腎細胞がんに対してのみ、使用が認められています（表1）。どちらの免疫チェックポイント阻害剤がより効く

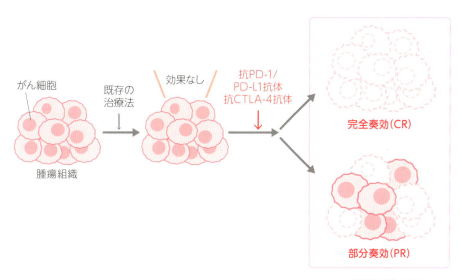

図5 完全奏効（CR）と部分奏効（PR）

1～3割の患者さんでこれらの反応が観察された

のかということは分かりませんが、少なくともメラノーマに対しては抗PD-1抗体と抗CTLA-4抗体の効果を比較する試験が行われており、抗PD-1抗体の方が治療効果は高いとされています。ただし抗PD-1抗体が効かなかった患者さんでも抗CTLA-4抗体は効くということもありますので、一人ひとりの患者さんにとってどちらが優れているか、ということはまた別問題となります。

免疫チェックポイント阻害療法の副作用

さて、次に免疫チェックポイント阻害療法の**副作用**について学んでいきたいと思います。これまでの臨床試験により、抗PD-1/PD-L1抗体と抗CTLA-4抗体はいずれも、**自己免疫疾患**のような副作用を起こしうることが分かっています（図6）。免疫チェックポイント機構は自分自身を攻撃する免疫細胞にブレーキを掛けるシステムですので、そこを阻害すれば、がんに対する免疫抑制が解除できると同時に自分自身に対する免疫抑制も解除してしまうからです。

では免疫チェックポイント阻害剤を投与すると同じように自己免疫疾患になるかというと、実はそういうわけでもありません。先ほど、T細胞に関与する免疫チェックポイント分子がPD-L1/PD-1やB7/CTLA-4以外にも複数存在するということを述べました。これはどういうことを意味するかというと、各々の免疫チェックポイント分子は異なる作用点をもっている、つまり免疫抑制が働く場所やタイミングがそれぞれ違うということを意味しています。例えば

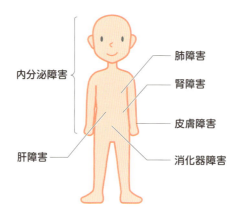

図6　免疫チェックポイント阻害療法の副作用

PD-L1/PD-1は、主にがん微小環境、つまりがんの局所で働いている分子です。一方で、CTLA-4分子は樹状細胞あるいはTreg細胞とT細胞が相互作用する場に作用すると考えられています。これらの細胞はがんの局所に限らず存在しているので、CTLA-4の阻害はPD-1やPD-L1の阻害に比べて自己免疫疾患様の副作用が出やすいと言えます。

免疫チェックポイント阻害療法の効果をいかに予測するか？

現在、前項で述べたような副作用を完全に克服する方法は残念ながら見出されていません。しかし将来的には、この患者さんは副作用が起こりやすい、この患者さんには起こりにくいということを何かしらの**バイオマーカー**で予測して、副作用が起きない患者さんを選択することが可能になるかもしれません。

また予測という観点で言えば、臨床試験による有効性が1〜3割の患者さんで認められるということは、裏を返せば7〜9割の患者さんでは効果がないということになります。薬が効く患者さん、効かない患者さんをバイオマーカーで選別するというのも同様に重要な課題です。この効果予測に関しては、現時点で重要とされている指標が3つあります。1つは「（特に抗PD-1/PD-L1抗体について）がんの組織でPD-L1が多く発現しているか」、2つめは「がん局所にT細胞が多く浸潤しているか」、そして3つめは「変異タンパク質が多く発現しているか」という指標です。以下に、順番に解説していきたいと思います。

効果予測の指標❶：PD-L1が多く発現しているか

がん局所において、がん細胞や間質細胞のPD-L1が、T細胞のPD-1に結合することでT細胞の活性化が抑えられています。このPD-L1/PD-1経路による免疫抑制を阻害するのがPD-1抗体やPD-L1抗体ですが、当然、PD-L1が多く発現していて強い免疫抑制が掛かっているほうが、それを阻害した際の効果は高まります（図7）。すべてのがん種、すべての患者さんに当てはまる指標ではありませんが、メラノーマや一部の肺がんの患者さんにおいては、実際に上記を支持する臨床データが得られています。

また、PD-L1が出ていない患者さんには一切効かないかというと、そういう

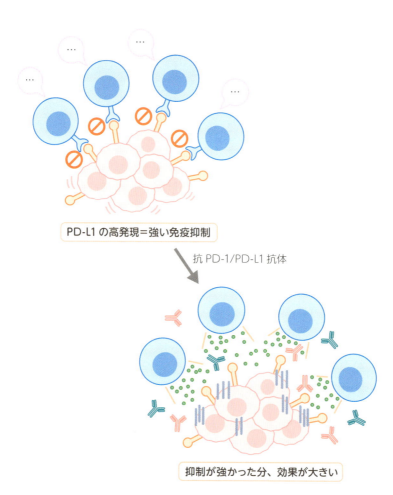

図7　PD-L1発現に基づいた効果予測

ことではありません。先ほど述べたとおり、PD-L1はT細胞が分泌したIFN-γがあると細胞表面に姿を現し、そうではないときには引っ込んでしまう性質をもっています。PD-L1が発現しているかどうかは**バイオプシー（生検）**をして免疫染色で確かめるのですが、バイオプシーをしたその時点にPD-L1が発現していなくても、別のタイミングには出てくる可能性もあります。さらにバイオプシーは通常、非常に細い針でがん組織のごく一部を刺して細胞を採取しますが、針を刺したところにはPD-L1は出ていなくても、その隣では実はPD-L1が出ているかもしれません。このようにバイオプシーをもとにしたバイオマーカーというのは、どんなに理論的に正しくても、時間的にも空間的にも「点」

の情報であることに気をつけなければいけません。

効果予測の指標❷：T細胞ががん局所に浸潤しているか

　これまでの抗がん剤や分子標的薬というのは、がんを直接殺してくれる作用をもった薬でした。つまり、がん細胞の周辺にT細胞がいるかどうかは基本的には関係ありません。一方で免疫チェックポイント阻害剤は直接がん細胞を殺すわけではなく、あくまでT細胞のブレーキ（免疫抑制）を解除してその抗腫瘍活性を高めることを意図した薬です。そのため、そもそもがん局所にT細胞が存在しなければ効果を期待することは難しいと言えます（図8）。したがって、がん局所へのT細胞の浸潤をバイオマーカーとすることで、免疫チェックポイント阻害剤の効果予測ができる可能性があります。

　しかしこれもPD-L1の発現と同様"動的なバイオマーカー"です。バイオプシーで採取した部分にたまたまT細胞がいない、だから免疫チェックポイント阻害剤が効かないと結論づけるのは乱暴で、もしかすると針を刺す位置が数mm

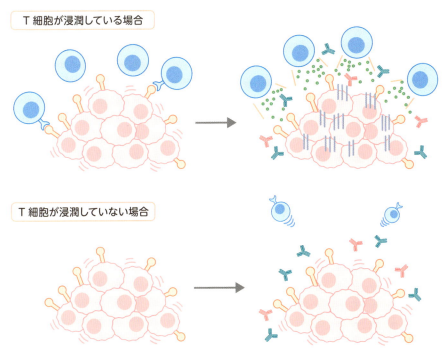

図8　T細胞の浸潤に基づいた効果予測

ずれれば実はＴ細胞が浸潤しているかもしれません。あるいは、数日後にはＴ細胞が浸潤していたかもしれません。

これらの話から分かることは、PD-L1の発現にしてもＴ細胞の浸潤にしても、あくまで相対的なバイオマーカーであるということです。一方、上皮成長因子受容体（EGFR）を標的としたEGFR阻害剤と呼ばれる分子標的薬をご存知の方も多いと思いますが、これはEGFR遺伝子に変異がある患者さんではよく効いて、変異のない患者さんでは有効性はあまり期待できません。BRAF阻害剤も同様で、BRAF遺伝子に特定の変異があるかどうかで適応が決まります。しかし免疫チェックポイント阻害剤では、そのような１対１の対応で効果予測できるバイオマーカーは、残念ながら今のところないのが実情です。

効果予測の指標❸：変異タンパク質が多く発現しているか

これは**第４章**でも詳しく解説する**ネオアンチジェン（新生抗原）**の話につながりますが、ここでも少しだけお話ししておきたいと思います。Ｔ細胞ががん細胞を認識するとき、Ｔ細胞はその変異タンパク質に由来したペプチドを認識するという話をしました。したがってがん細胞が発現している変異タンパク質が多ければ多いほど、免疫システムが認識しやすい（図9）、つまり免疫チェックポイント阻害剤の効果も出やすいという考え方です。実際に、がん組織における変異タンパク質の発現量に応じて抗PD-1抗体の治療効果に有意な差がみられたとする研究もあり、バイオマーカーとしての可能性が注目されています。

ただしこれも、変異タンパク質が何種類あったから薬が効く、効かないということはもちろん言えません。変異タンパク質がどんなにたくさんあっても、PD-L1も発現していませんでした、あるいはＴ細胞も浸潤していませんでしたとなれば、結局同じ話です。また、変異タンパク質の検出には次世代シークエンサー（NGS）という特殊な解析装置が必要なため、現時点ではすべての病院で実施できるわけではありません。

さらに言えば、これは❶や❷にも共通して言えることですが、がんができた場所が侵襲することのできない重要な部位である場合、バイオプシーを行うことはそもそも不可能です。そこで注目されているのが、尿や血液を用いた

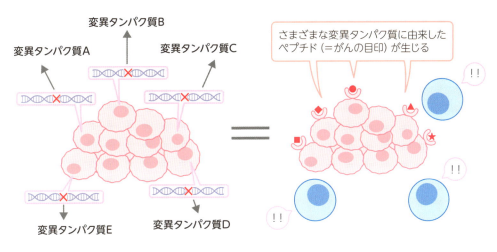

図9　変異タンパク質の発現に基づいた効果予測

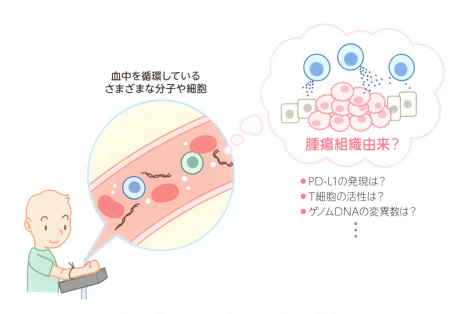

図10　リキッドバイオプシーによるバイオマーカーの検出

リキッドバイオプシーです（図10）。循環している免疫細胞や、それらが分泌する物質、あるいはDNAが、その患者さんの免疫状況を反映している可能性が世界中で議論されています。

今後、❶〜❸の組み合わせやリキッドバイオプシーのような新しいバイオマーカーの検出法が開発されることで、より簡便、安全、かつ精度の高い効果予測、そして副作用の予測が可能となることが期待されています。

本章のまとめ

◆ 免疫チェックポイント阻害療法は、PD-L1/PD-1経路やB7/CTLA-4経路などによる免疫のブレーキを解除する抗体療法である。

◆ 免疫チェックポイント阻害療法では、副作用として自己免疫疾患様の症状を生じうる。

◆ 効果予測にはPD-L1の発現、がん局所でのT細胞浸潤、ネオアンチジェンなどのバイオマーカーが存在するが、いずれも完璧ではない。

第3章
エフェクター細胞療法のしくみ

第3章
エフェクター細胞療法のしくみ

　抗PD-1/PD-L1抗体や抗CTLA-4抗体と肩をならべて近年きわめて高い注目を集めているのが、**エフェクター細胞療法**と総称されるTCR-T細胞療法やCAR-T細胞療法です※1。免疫チェックポイント阻害療法が抗体を用いた治療法であるのに対して、これらの治療法では文字どおりT細胞そのものを利用します。本章ではTCR-T細胞療法やCAR-T細胞療法について、これまで開発されてきた他の細胞療法と比較しながら、そのしくみを学んでいきましょう。

● 免疫細胞を"とって・増やして・戻す"治療法

　本章で解説するTCR-T細胞やCAR-T細胞は、長きにわたって開発が続けられてきた、「養子免疫療法」あるいは「免疫細胞療法」と呼ばれる治療法をその背景にもちます。これまで開発された代表的な養子免疫療法の1つに**LAK療法**というものがあります。これはがん患者さんの末梢血からリンパ球を採取した後、体外でIL-2などのサイトカインで活性化させて、その細胞を再び体内に戻すという治療法です（図1A）。LAK療法は一定の効果があるとされましたが、そもそもがんに対する特異性がなく、実用化には至りませんでした。さらにその後、末梢血リンパ球ではなく腫瘍浸潤リンパ球（tumor-infiltrating lymphocyte：TIL）を用いた**TIL療法**が開発されました。これは外科手術により切除

※1　エフェクター細胞療法とは、がんを直接攻撃する能力を有する免疫細胞（＝エフェクター細胞）を患者さんの体外で誘導し、それを投与する（患者さんに戻す）ことでがんの治療をめざすものです。

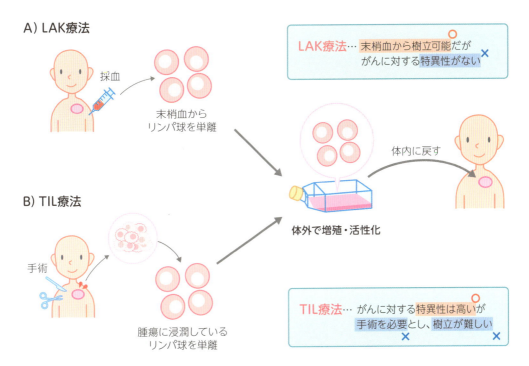

図1 LAK療法とTIL療法のしくみ

されたがん組織からリンパ球を分離・抽出した後、同様に体外で活性化させ、再び体内に戻す治療法です（図1B）。がん局所に存在している免疫細胞を用いるためがんへの特異性は高く、メラノーマの患者さんを対象として比較的優れた有効性が確認されましたが、これも標準療法となるには至っていません。TIL療法は手術が難しい患者さんでは実施できませんし、仮に手術できる状況だとしても、一定量の細胞を採取するだけの病変部位が必要です。さらに体外で良好なTILを培養できない症例が存在するなどの技術的な問題もあります。

TCR-T細胞療法、CAR-T細胞療法のコンセプト

そこで求められたのは、「LAK療法のように末梢血から調製可能で、かつTIL療法のようにがん細胞への高い特異性をもった免疫細胞療法」でした。その条件を満たす治療法として考えられたのが**TCR-T細胞療法**です。これまでT細胞ががん細胞を認識するにはTCR（T細胞受容体）が必要であるということを

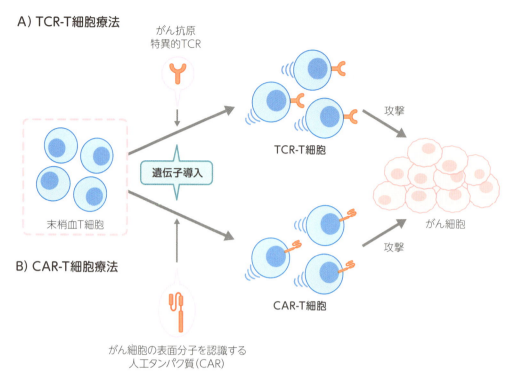

図2 TCR-T細胞療法とCAR-T細胞療法のしくみ

　述べてきましたが、ではがん特異的なT細胞からTCR遺伝子をクローニングして、それを末梢血から採ったT細胞に発現させれば抗腫瘍活性をもったT細胞になるであろう、というのがTCR-T細胞療法の考え方です（図2A）。

　それに対して**CAR-T細胞療法**では、がん細胞の表面分子を認識する抗体の可変領域からつくった一本鎖抗体と、T細胞の活性化を誘導するシグナル伝達領域をつないだ**キメラ抗原受容体（chimeric antigen receptor：CAR）**をT細胞に発現させることで抗腫瘍活性を誘導します（図2B）。いずれの治療法も、LAK療法やTIL療法の長所をもちあわせた、すなわち末梢血から確実に、かつ大量に抗腫瘍活性をもったリンパ球をつくりだすことが可能な方法です。

TCR-T細胞療法、CAR-T細胞療法の治療効果と課題

　TCR-T細胞療法に関してはこれまで、滑膜肉腫や血液がんの1つである骨髄腫に対してNY-ESO-1というがん抗原を標的としたTCR-T細胞（**NY-ESO-1**

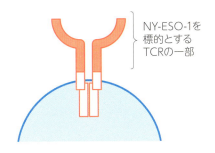
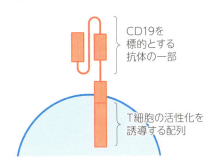

A) NY-ESO-1特異的TCR-T細胞　　B) CD19標的CAR-T細胞

NY-ESO-1を標的とするTCRの一部

CD19を標的とする抗体の一部

T細胞の活性化を誘導する配列

図3 TCR-T細胞やCAR-T細胞の例

特異的TCR-T細胞；図3A）を用いることで優れた治療効果があるとした研究成果が報告されています。その他にも、いろいろながん抗原を標的としたTCR-T細胞療法の研究が進められています。またCAR-T細胞療法では、**CD19標的CAR-T細胞**（図3B）を用いた臨床試験が世界中で行われていて、再発・難治性の急性リンパ性白血病や非ホジキンリンパ腫と呼ばれる血液がんにおいて優れた治療効果が認められています。

　これらのエフェクター細胞療法が他の治療法に比べて優れている点として、がんを攻撃する免疫細胞を直接誘導している、ということが挙げられます。免疫チェックポイント阻害剤にしても、第4章で解説するがんワクチンにしても、体内の**がん特異的T細胞**に依存した治療法です。体内にがんを攻撃できるT細胞が存在しない、あるいは存在していても機能が完全に低下してしまっている場合には効果を期待できません（特に進行したがん患者さんではそのような可能性があります）。一方、エフェクター細胞療法はがんを攻撃する細胞を体外でつくりだして投与しますので、基本的には、体内のがん特異的T細胞の存在や機能に依存することなく効果を発揮します。

　こうした治療効果の一方で、CAR-T細胞療法に関しては固形がんに対する臨床効果は十分に確立していません。その理由として、標的となる細胞が血中や骨髄などに存在する血液がんとは異なり、CAR-T細胞ががん局所まで移動して、かつがん微小環境の免疫抑制に打ち勝って増殖することが困難であるこ

とが考えられています。また急性リンパ性白血病や非ホジキンリンパ腫ではCD19という優れた標的分子が見つかっていますが、固形がんを構成するがん細胞は一般的に不均一性が高く、1つの標的分子を攻撃するCAR-T細胞では腫瘍を退縮させるだけの能力が発揮できないという問題もあります。このような問題点を克服するための、新しいエフェクター細胞療法技術の開発が積極的に進められています。

TCR-T細胞療法、CAR-T細胞療法の副作用

❶サイトカイン放出症候群（図4A）

　免疫チェックポイント阻害療法と同様、エフェクター細胞療法にも克服すべき副作用が観察されます。特にCAR-T細胞療法では、**サイトカイン放出症候群（cytokine release syndrome：CRS）**と呼ばれる副作用の可能性があります。これはCAR-T細胞ががん細胞を認識して急激に活性化する過程でIL-6やIFN-γなどのサイトカインを大量に放出することが原因と考えられています。発熱や血圧減少、呼吸障害などの症状を特徴とし、場合によっては致命的な症例も存在することが観察されていますが、IL-6受容体に対する中和抗体（トシリズマブ）が有効であることが分かってきています。

❷on-target off-tumor効果（図4B）

　もう1つのとても大きな問題として、TCR-T細胞やCAR-T細胞ががん細胞以外の正常細胞を攻撃してしまう**on-target off-tumor効果**と呼ばれる現象があります。例えばCD19標的型のCAR-T細胞の高い治療効果は前述したとおりですが、実はCD19は正常なB細胞にも発現しているため、CAR-T細胞はがん細胞のみならず抗体産生細胞であるB細胞までも消失させてしまい、体内で抗体が産生できなくなってしまうことがあります。このようにCAR-T細胞が意図せずその他の細胞を標的としてしまい、その細胞が生存に必須である場合には死に至る危険性すらあります[※2]。実際に米国NIH（国立衛生研究所）

※2　幸い、B細胞の消失に対しては精製した免疫グロブリンの投与により抗体を体内に補充することで、患者さんの感染症への抵抗性の維持は可能となります。

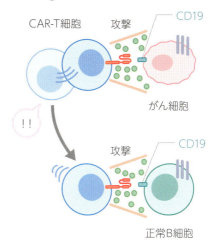

図4 エフェクター細胞療法の副作用

が行ったある臨床試験では、大腸がんの患者さんに対してCAR-T細胞療法を行ったところ、肺での重篤な炎症が起こり患者さんが亡くなってしまった例があります。

TCR-T細胞療法についても、同様にがん以外の正常細胞を攻撃する危険性があります。例えばMAGE-A3というメラノーマでよく発現しているがん抗原を標的としたTCR-T細胞療法を実施したところ、当初の予想に反して心臓に問題が起こってしまった症例があります。MAGE-A3が心臓にも発現していたのだろう、と思うかもしれませんが実はそうではありません。実は、MAGE-A3分子と心臓の筋肉に存在するtitinという分子が部分的に似た構造（アミノ酸配列）をもっていたがために起こってしまったのです。この教訓は何かというと、「CAR-T細胞やTCR-T細胞が標的とする分子そのものが他の正常細胞に発現していなかったとしても、似た構造の分子を発現している分子があれば攻撃してしまう可能性がある」ということです。

さらにこの例でやっかいなことに、titin分子は生きて拍動している心臓の細胞でしか発現しないことが知られています。ある分子に対するTCR-T細胞やCAR-T細胞が正常組織に対する特異性をもつかもたないかは、各正常組織を体外に採ってきて、それとTCR-T細胞やCAR-T細胞とを反応させる試験をす

れば分かります。しかし拍動している心臓の細胞を用意して検査をするのは難しく、特殊な方法が必要です。このように、副作用を正確に予測し、安全なエフェクターT細胞療法を開発・実施するにはいろいろな難しさがあります。

エフェクター細胞療法を"off-the-shelf"にするために

エフェクター細胞療法にはもう1つ大切な課題があります。それは、現在のところ"off-the-shelf"ではないということです。off-the-shelfというのは、棚（shelf）から下ろして（off）すぐに使えるという意味で、いわゆる「既成品薬」のことです。例えば免疫チェックポイント阻害剤のような抗体医薬はoff-the-shelfにあたります。一方でTCR-TやCAR-Tなどの細胞療法は、患者さんご自身の血液から細胞を採取して、加工して体内に戻すというプロセスを経る**個別化医療（personalized medicine）** の1つでもあります。個別対応をすれば当然それだけコストがかかりますし、何よりも「使いたい」と思った時にすぐに治療に使うことができません（図5）。免疫拒絶などの問題を回避する必要がありますが、将来的には、iPS細胞由来のT細胞や他人のT細胞をエフェクター細胞として製品化することで、off-the-shelfとしてなるべく安価に迅速に使えるシステムができるかもしれません。

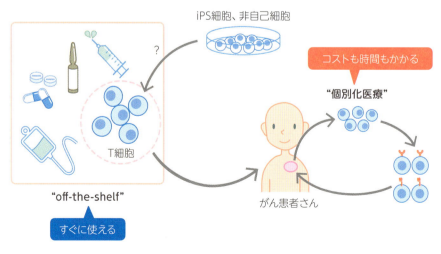

図5　エフェクター細胞療法の"off-the-shelf"化

本章のまとめ

- ◆ エフェクター細胞療法では、患者さんの末梢血から確実かつ大量に抗腫瘍活性のあるT細胞を作製する。
- ◆ TCR-T細胞療法ではがん抗原特異的TCRを、CAR-T細胞療法ではキメラ抗原受容体を発現させ、高い特異性を実現する。
- ◆ いずれの治療法も、体内に存在するがん特異的T細胞に依存せずに治療効果を発揮できる。
- ◆ 副作用としては、サイトカイン放出症候群（CRS）や正常細胞への攻撃（on-target off-tumor効果）が起こりうる。

第4章
がんワクチン療法のしくみ

第4章
がんワクチン療法の しくみ

　がんワクチン療法は、1990年代にがん抗原が次々と発見された際に真っ先に開発が進められたがん免疫療法です。日本でも多くのがんワクチン療法の臨床試験が行われてきましたが、残念ながらこれまでに承認されたものはありません。一方で近年、免疫チェックポイント阻害療法の開発やネオアンチジェンの発見に伴い、がんワクチンに新たな注目が集まっています。本章では、これまでに何度か出てきたがん抗原について詳しく学びつつ、がんワクチンが働くしくみ、そしてその展望を探っていきます。

● がん抗原とは？ がんワクチンとは？

　がんワクチンを理解するためには、まずはがん抗原について知る必要があります。第1章では詳しく説明しませんでしたが、がん抗原は「がん細胞に特異的に発現して、正常細胞には発現していない、あるいはごく少量のみ発現しているタンパク質のなかで、免疫系が認識し攻撃できるもの」と定義することができます。そしてもう少し詳しく見てゆくと、次のように分類することができます。

　まず、同じがん種であればどの患者さんにも共通して発現している**共通抗原（shared antigen）**と、患者さんに固有の**新生抗原（ネオアンチジェン；neo-antigen）**と呼ばれるがん抗原に分けられます。共通抗原はさらに、CT抗原や分化抗原などのいくつかのカテゴリーに分類されます。また、がん細胞のみな

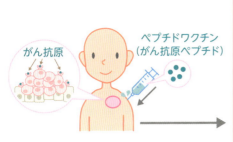
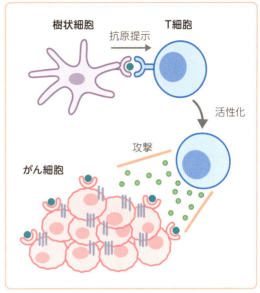

図1 がんワクチン療法（ペプチドワクチン）のしくみ

らず正常細胞にも発現する抗原は**腫瘍関連抗原（tumor-associated antigen）**とも呼ばれます。

　共通抗原のなかで、がん免疫療法において特に注目されてきたのが**CT抗原**です。がん（cancer）と精巣（testis）のみに発現している抗原で、これまで100種類以上が同定されています。例えば**第3章**で出てきたMAGE-A3は悪性黒色腫（メラノーマ）から、NY-ESO-1はメラノーマと食道がんから同定されたCT抗原の1つです。ではなぜ、これらのCT抗原が注目されてきたのでしょうか？　先ほど、がん抗原の定義のなかで"免疫系が認識し攻撃できるもの"という特徴を述べました。つまり、これらのCT抗原を患者さんに投与することで、体内のT細胞が認識・活性化して、がん細胞を攻撃してくれるのでは、という治療法が考えられたからです[1]。これが、本章のメインテーマである**がんワクチン療法**の考え方です（図1）。

※1　CT抗原に由来したペプチドを投与してしまうと精巣も攻撃を受けてしまうのではないかと思われるかもしれませんが、その心配はありません。精巣は免疫特権部位と呼ばれ、実は免疫系の細胞が侵入できないようになっています。また精巣の細胞はHLA分子の発現が低く、CT抗原に由来したペプチドを細胞表面に露出していないこともその理由の1つと考えられています。

実際には、T細胞が認識するのはタンパク質全長ではなく数個のアミノ酸が連なったペプチドです。したがってがんワクチン療法では多くの場合、**ペプチドワクチン**を投与します。

🔵 がん免疫アジュバントは自然免疫系を介してT細胞の活性化を助ける

　がんワクチンをしっかりと効かせるためには、**アジュバント**の選択がとても大事になります。アジュバントとは、抗原と一緒に投与することでその免疫反応を高める物質のことを言います。感染症予防ワクチンで用いるアジュバントと基本的には同じ考え方です。アジュバントの効果は一般的に3つのポイントで理解することができます。すなわちアジュバントを添加することで、①ワクチンが早く（免疫細胞が活性化するスピードが早くなる）、②強く（免疫細胞の活性化が増強する）、③そして長く効く（免疫記憶が持続する）ということです（図2）。

　代表的なアジュバントとしては、**Toll様受容体（TLR）** に対する"鍵"であるいくつかの分子が挙げられます（図3）。それぞれのアジュバントは異なる種類のTLRを活性化することが知られていて、例えば**LPS（リポ多糖）** はTLR4を、**polyI:C** はTLR3を、**CpG** はTLR9をそれぞれ刺激します。TLRはそもそ

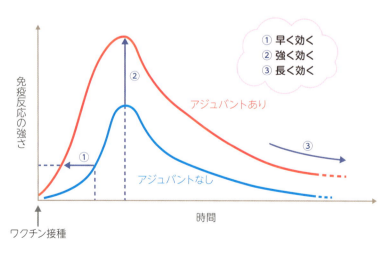

図2　アジュバントがワクチンへ与える3つの効果

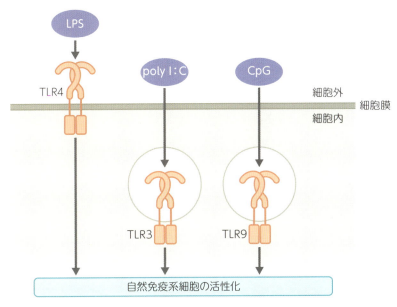

図3 アジュバントによるToll様受容体（TLR）を介した自然免疫系の活性化

も、自然免疫系の細胞に発現していて、細菌やウイルスなどを認識することで免疫の初期応答を誘導する受容体です。これに結合するものを人工的につくって、ワクチンと一緒に投与する。そうすることで、自然免疫系の細胞が活性化して、獲得免疫系であるT細胞の活性を助けてくれるのです。

樹状細胞は"プロフェッショナル"な抗原提示細胞

この自然免疫系による獲得免疫系（T細胞）の活性化において重要な機能を果たすのが、ここまでも度々登場した**樹状細胞**です。樹状細胞は特に優れた抗原提示能力を有し、これまで抗原と出会ったことのない**ナイーブT細胞の活性化**を誘導できるという意味において、プロフェッショナルな抗原提示細胞（antigen-representing cell：APC）、すなわち**プロフェッショナルAPC**とも呼ばれます。

この樹状細胞のプロフェッショナルAPCとしての性質を利用したのが、**樹状細胞ワクチン**です。細胞なのにワクチン？と疑問に思うかもしれませんが、抗原（ペプチド）を体に投与して、ペプチドが樹状細胞に取り込まれ、樹状細胞

がT細胞を活性化するのなら、体外で樹状細胞にペプチドを取り込ませてからその樹状細胞を投与してもよいだろう、という考え方に基づいたワクチン療法です。そもそもペプチドを体に投与しても、それを樹状細胞が取り込んでT細胞に提示してくれるかは体内の樹状細胞頼みですので、T細胞の活性化という点ではペプチドワクチンよりも樹状細胞ワクチンのほうが効率的とも言えます。

しかしながら、ペプチドワクチンの方が効率的な面もあります。樹状細胞ワクチンの場合、患者さんから採取した末梢血から樹状細胞を樹立する必要があるのですが、**第3章**のエフェクター細胞療法のところでも解説したとおり、体外で細胞を活性化・増殖させつつ、さらに体内に戻してもよいような高い品質管理を行うのは決して簡単ではありません。ですから、より簡単にペプチドを打ってそれで効果があるのであれば、その簡便性をとるという考え方もできます。

ネオアンチジェンを用いた次世代がんワクチン

さて、ここまでは共通抗原を用いることを想定したがんワクチンについて解説してきましたが、近年、本章の最初にお話しした**ネオアンチジェン**を用いたがんワクチンへの期待が高まっています。

ネオアンチジェンを分かりやすく言うと、「共通抗原よりも免疫原性の高い、患者さん固有のがん抗原」、ということになります。**第2章**では、抗PD-1抗体の効果予測のためのバイオマーカーの1つとして「変異タンパク質が多く発現しているか」という指標を説明しました。がん細胞が発現している変異タンパク質が多いほど、それだけがん細胞は細胞表面のHLAを介してその部分のペプチドをがん抗原として提示するであろう、したがってそのような状態で免疫チェックポイントを阻害して免疫抑制状態を解除すれば、T細胞はより多くのがん細胞を認識し、攻撃できる可能性がある、というのがその理由でした。

ここで思い出してほしいのは、がん細胞はゲノムDNAに生じるエラー（変異）により誕生するという話です（**第1章**も参照）。話が前後して少し複雑に思われるかもしれませんが、正常細胞のゲノムDNAにさまざまなエラー（変異）が起こることでがん細胞が生じるならば、がん細胞からはさまざまな変異タンパク質が発現することになります。そうして生じた変異タンパク質は自己のア

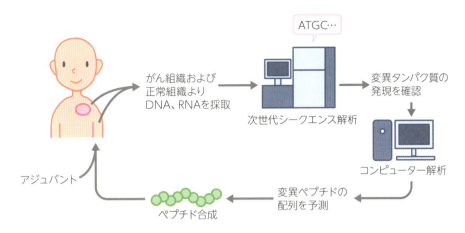

図4 ネオアンチジェンによる次世代がんワクチン療法の流れ

ミノ酸配列とは異なる配列をもつので、免疫原性の高いネオアンチジェンとして免疫システムによる格好の標的となるのだと考えれば、理解がしやすいと思います。

　本題に戻りたいと思います。勘のよい読者は、ネオアンチジェンが免疫原性の高いがん抗原ならば、それをがんワクチンに応用できるのではないか、と思われることと思います。その通りで、まさにこのアイデアがネオアンチジェンによる次世代がんワクチンの考え方です。

　まず、患者さんのがん組織（がん部）と正常組織（非がん部）からゲノムDNAとRNAを抽出し、**次世代シークエンサー（next generation sequencer：NGS）**により、その患者さんのがん組織に固有のネオアンチジェンの質と量を調べます。具体的には、DNA試料を用いた**エクソーム解析**によりエクソン上のどの部分に遺伝子変異が入っているかを確認し、さらにRNA試料を用いた**トランスクリプトーム解析**により、その遺伝子がmRNAとして発現している（≒タンパク質として発現している）ことを確認します。特定の変異タンパク質が確かに多く発現していることが確認されれば、コンピューター解析によりがん細胞表面のHLAに提示されうる変異ペプチドの配列を予測します。そしてそのペプチドを化学合成して、アジュバントとともに患者さんに投与する。これが、ネオアンチジェンによるがんワクチン療法の流れです（図4）。

がんワクチンの問題点と今後の課題

　これまでたくさんのがんペプチドワクチンが世界中で開発され、数々の臨床試験が実施されてきました。そのなかには第Ⅲ相臨床試験まで進むワクチンもありましたが、第Ⅲ相において有効性が確認されたワクチンは、2016年8月時点で（少なくとも日本、米国、欧州では）1つもありません。ペプチドワクチンの最大の弱点を挙げるとすれば、それ単独では効果が弱いということに尽きます。唯一、樹状細胞ワクチンの一種が前立腺がんの治療薬として米国FDAの承認を受けていますが、他にはありません。

　一方で、ネオアンチジェンを用いてがん治療を試みた動物実験の論文では、上記のように同定された次世代がんワクチンが実際に抗腫瘍効果を示すことが示されています。すでに欧米では、ネオアンチジェン由来のがんワクチン療法に関するいくつかの臨床試験が行われ、さらには、ネオアンチジェンを認識するT細胞のTCRをクローニングし、それを発現させたTCR-T細胞によるエフェクター細胞療法の試みなども考えられています。しかしこのエフェクター細胞療法はもとより、ネオアンチジェンを用いたがんワクチンは患者さん一人ひとりにあわせた**個別化医療**ということになります。次世代シークエンサーによりDNAやRNAを解析するには手間もお金もかかりますし、患者さんに投与できる純度の高いペプチドをその都度合成する必要もあります。今後の研究による有効性の確認とあわせて、ネオアンチジェンを利用したがん免疫療法をどうすれば実施可能な治療法として確立できるのかという点は、今後私たちが考えてゆかなければいけない課題です。

　またペプチドワクチンの単独効果が弱いとは言いましたが、現在、ペプチドワクチンと免疫チェックポイント阻害療法を組み合わせることで、各々の単独投与よりも高い抗腫瘍効果を期待した研究が行われています。この話は、次の**第5章**の複合的がん免疫療法の話題に譲りたいと思います。

第4章 がんワクチン療法のしくみ

本章のまとめ

- 現在開発されているがんワクチンの多くは、共通抗原の部分配列を利用したペプチドワクチンである。
- がんワクチン療法の効果を高めるためには、TLRを刺激する物質などのアジュバントとの組み合わせが重要である。
- 患者さんに固有のネオアンチジェンを利用した次世代がんワクチンの開発が進められている。
- がんワクチンと他のがん免疫療法を組み合わせた治療法への期待が高まっている。

第5章
複合的
がん免疫療法のしくみ

第5章
複合的がん免疫療法のしくみ

　ここまで、私たちの体における「がんと免疫」の関係性をひも解きながら、免疫チェックポイント阻害療法、エフェクター細胞療法、がんワクチン療法について、そのしくみを解説してきました。それぞれ異なるがん免疫療法ではありますが、いずれも根幹としては共通のがん免疫応答のしくみ——Ｔ細胞によりがん細胞を認識させ、攻撃させる——に基づいた治療法であることをご理解いただけたと思います。そして第4章の最後に述べたように、現在、複数のがん免疫療法の組み合わせによるがん治療効果が世界中で検証されています。また化学療法や放射線療法などの既存のがん治療法との組み合わせも、がん免疫応答の観点から新しい効果を生み出す可能性が見えています。そこで本書の最終章となる第5章では、これらの**複合的がん免疫療法**について、そのしくみと課題を解説してゆきたいと思います。

● がん免疫療法どうしの組み合わせ

❶ "免疫に対するブレーキの解除" どうしの組み合わせ

　まず考えられているのは、免疫に対するブレーキ解除、すなわち**免疫チェックポイント阻害療法どうしの組み合わせ**についてです。第2章でもお話ししたとおり、私たちの体の中には作用点の異なる複数の免疫チェックポイントが存在しています。例えばPD-L1／PD-1経路であればがん局所で働いているし、B7／CTLA-4経路であればTreg細胞や樹状細胞で働いている、という具合で

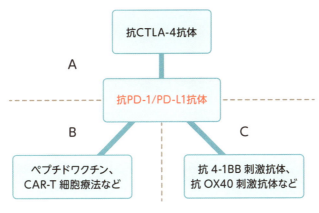

図1　がん免疫療法どうしの組み合わせ

す．すなわち異なる作用点のブレーキを同時に解除すれば，その効果は1＋1＝2ではなく，1＋1が5にもなれば，10にもなる可能性を秘めています．具体的には，抗PD-1/PD-L1抗体と抗CTLA-4抗体の組み合わせによる治療効果がメラノーマで示され，その他のがんでも世界中で検証されています（図1A）．

❷ "免疫に対するブレーキの解除"と"アクセル"の組み合わせ

　これも第2章を思い出して欲しいのですが，いくら免疫チェックポイント阻害剤で免疫に対するブレーキを解除したところで，T細胞ががん局所にいなければ意味がありませんし，がん細胞を特異的に認識できなければその効果はごく限られたものになってしまいます．そこで，免疫のブレーキを解除しながらアクセルを踏む，という考え方の複合的免疫療法が開発されています（図1B）．**免疫チェックポイント阻害療法とペプチドワクチン**や，**免疫チェックポイント阻害療法とCAR-T細胞療法**などの組み合わせが考えられます．

　また"アクセル"側の方法としては，前記の免疫療法以外の方法も有力視されています．その筆頭として考えられているのは，**4-1BB（CD137）**や**OX40（CD134）**と呼ばれる分子に対する刺激抗体（アゴニスト）の投与です．4-1BB

やOX40というのはT細胞の細胞表面に存在する**共刺激分子**と呼ばれる分子で、T細胞の活性化を増強する因子として知られています。免疫チェックポイント阻害剤でブレーキを解除すると同時に、これらの分子を刺激する抗体を投与することが検討されています（図1C）。

がん免疫療法と他のがん治療法との組み合わせ

❶分子標的薬との組み合わせ

　あるがん種のうち、特定のドライバー変異（第1章も参照）によって生じることが分かっているタイプのがんについては、例えば肺がんであれば**EGFR阻害剤**、メラノーマであれば**BRAF阻害剤**といった**分子標的薬（チロシンキナーゼ阻害剤）**が用いられています。これらはともにがん細胞の増殖活性を阻害する薬剤として知られていますが、いくつかの研究から、免疫増強や免疫抑制解除作用があることが示唆されており、特に抗PD-1/PD-L1抗体との併用による効果を検証する臨床試験が行われています。同様に、血管新生阻害剤である**VEGF阻害剤**との併用にも注目が集まっています。VEGF阻害剤はがん組織の血管新生に対して抑制性に働く抗体ですが、近年MDSCなどの免疫抑制性細胞にも影響を与えることが分かってきました。

　このように既存の分子標的治療薬のもつ免疫作用に着目すると、実はがん免疫療法と併用することで、さらにそのポテンシャルを引き出せる可能性が検討されています（図2A）。しかしその一方で、既存の分子標的薬と免疫療法の組み合わせにより、これまで以上に重篤な副作用が見られたとの報告もあり、このような開発には綿密な検討と注意深い観察が必要です。

❷化学療法や放射線療法、外科療法との組み合わせ

　分子標的薬以外の、他の既存のがん治療法との組み合わせの可能性についても検討が進められています。特にある種の**化学療法剤（抗がん剤）**には、免疫応答を効率的に誘導する**免疫原性細胞死（immunogenic cell death：ICD）**を引き起こしたり、Treg細胞やMDSCなどの免疫抑制性細胞を減少させたりする作用が知られており、化学療法と免疫チェックポイント阻害剤との併用が

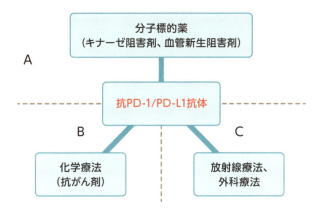

図2　既存のがん治療法との組み合わせ

注目されています（図2B）。

　同様に、**放射線療法**もICDを誘導することが知られており、同様に免疫チェックポイント阻害療法との組み合わせが考えられています。また**外科手術**との組み合わせという点では、手術によりがんを完全に取りきれなかった患者さんに対して**術後アジュバント**（術後補助療法）としてがん免疫療法を用いるアイデアがあります（図2C）。

　放射線療法や一部の化学療法剤（抗がん剤）にはDNAにダメージを与える機能があるため、変異タンパク質を増加させる可能性があります。第2章や第4章でも述べましたが、免疫チェックポイント阻害療法では変異タンパク質に由来するネオアンチジェンが多いほうが治療効果は高いと考えられています。つまり、放射線療法や化学療法と免疫チェックポイント阻害剤の組み合わせはネオアンチジェンを標的とした複合免疫療法としても効果的であると期待されます。

複合的がん免疫療法の課題

❶副作用の増強や新たな副作用の出現はないか？

　がん免疫療法どうしや、がん免疫療法と他のがん治療法との組み合わせによる良い効果の一方で、当然ながら悪い効果も予想されます。A剤とB剤があって、それぞれ副作用A'と副作用B'を示すとします。この2剤を併用した場合、

A'やB'が増強して現れる場合もあれば、そのどちらでもない副作用C'が起きることがあります。**複合的がん免疫療法の安全性**については、これからの臨床試験により明らかにしなければならない課題です。

❷これまでのがん治療の影響はないか？ 投与の順番は最適か？

また前述のように既存のがん治療法もがん免疫応答に影響しうるということを考えれば、がん免疫療法を行う際に、その患者さんがそれまでにどのようながん治療を受けてきたのか、ということにも気を配らなければいけません。臨床試験では、それまでに投与していた治療薬の影響を排除するために一定の**ウォッシュアウト期間（休薬期間）**を設けることがあります。がん免疫を標的とした治療は一般的に長く効果が持続する、言い換えれば効果が遅れて現れる可能性があるので、ウォッシュアウト期間をどれだけ設ければよいのか、また複数の薬剤を投与する場合にはどのような順番が最適なのか、を検討する必要があります。現に抗PD-1抗体と抗CTLA-4抗体の併用療法においては、その投与順により効果に違いがあるとの報告もみられています。

❸薬剤の投与量は最適か？

さらに言えば、複合的免疫療法では投与量についても重要なポイントになります。先ほどと同様にA剤とB剤があって、A剤では投与量A'が、B剤では投与量B'が承認されているとします。ではA剤とB剤を併用する場合、果たしてA'とB'をそのまま投与していいのか、という問題です。これを確かめるためには、**用量反応性試験**という臨床試験を行わなければいけません。

このようにこれからの複合的免疫療法では、何を、どれだけ、どのような順番で投与するのかがさらに重要になってくるかもしれません。

第5章 複合的がん免疫療法のしくみ

> **本章のまとめ**
>
> ◆ がん免疫療法どうしの組み合わせでは、主に免疫チェックポイント阻害剤を軸とした併用療法が有力視されている。
> ◆ がん免疫療法と既存のがん治療法（分子標的薬、化学療法剤、放射線療法、外科療法）との組み合わせも検討されている。
> ◆ より安全で臨床効果の高い治療法を確立するには、組み合わせのみならず投与順、投与量の検討も重要である。

エピローグ
がん免疫療法の発展に向けて

　以上、全5章にわたってがん免疫療法のしくみを解説してきました。今後、免疫チェックポイント阻害療法についてはさまざまながんへの適応拡大が予想されています。一方でエフェクター細胞療法やがんワクチンも含めてがん免疫療法がより多くの患者さんに提供しうる治療法となるためには、解決するべき事柄や導入するべき新しいシステムがあります。本項では本書のしめくくりとして、各章で解説した課題を整理しながら、がん免疫療法の一層の発展にとって重要となるポイントをいくつかお話ししたいと思います。

● いかに治療効果を高め、副作用を低減させるか？

　これからのがん免疫療法が目指すべきものとして真っ先に挙げられるのは、当然ながら、より治療効果を高めることと、副作用をできるだけ減らすことです。

　治療効果を高めるには2つの方法があります。1つは、第2章で免疫チェックポイント阻害療法を例に解説したように、その薬が効く人と効かない人を分類（層別化）し、効く人にだけ投与しましょうという方法です（図1A）。そのためには、効果予測を正確に行える優れたバイオマーカーが必要だということをお話ししました。

　もう1つは、有効性そのものを高める方法です（図1B）。第4章で解説したようなネオアンチジェンをワクチンや細胞療法に応用する手法や、第5章で解説したような複数の治療法を併用する複合的免疫療法などが有力視されています。

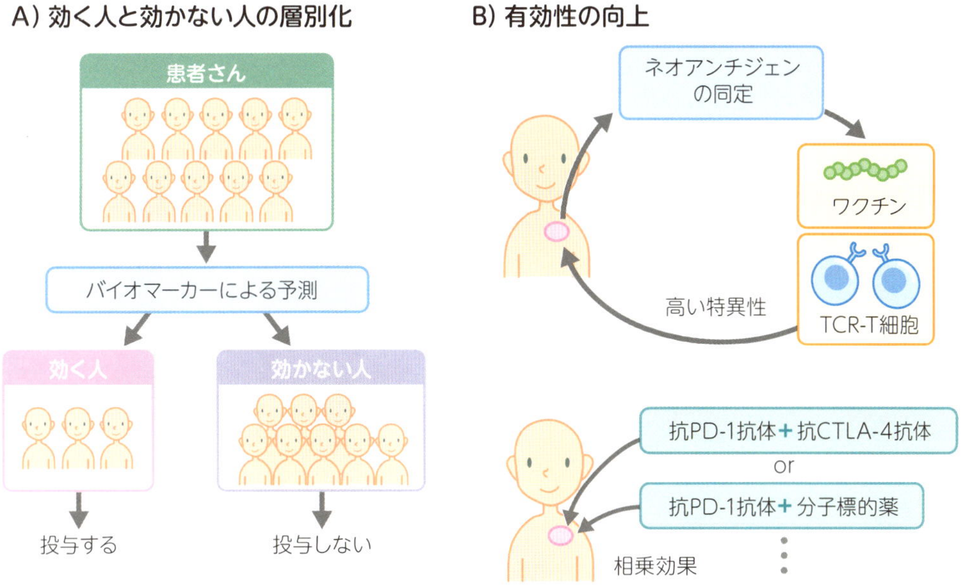

A) 効く人と効かない人の層別化　　B) 有効性の向上

図1　がん免疫療法の治療効果を高めるために

　一方で、治療効果を保ちながら副作用のみを減らすことはなかなか難しいとされています。もちろん、上記のように効果予測のための優れたバイオマーカーが開発されれば、「効果は出ないのに副作用だけが出る」という患者さんをなくすことができますが、それは効果がある人の安全性を保証するものではありません。したがって、副作用を予測するバイオマーカーの開発も強く求められています。また第5章でも紹介したように、相対的に副作用の少ない治療法を見つけ出す試みもなされています。

がん免疫療法の個別化に向けて

　こうして見ると、がん免疫療法のこれからの課題のキーワードは**個別化医療の実現**であるということがよく分かります。ここで整理しておきたいのは、"個別化医療"という言葉には2つの意味合いがあるということです。1つは、このバイオマーカーをもっている人には効果があるので投与しましょう、このバイオマーカーをもっている人は副作用のリスクが高そうなので投与しませんというように、一人ひとりの患者さんにとって最適な治療法を選択するという意

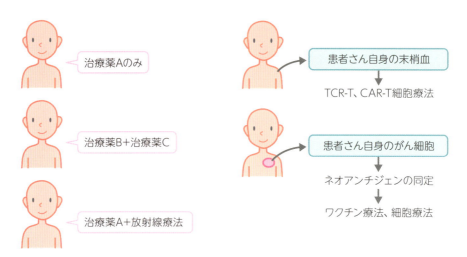

図2 "個別化医療"の2つの意味

味での個別化医療です（図2A）。もう1つは、患者さん由来の細胞などを治療に応用するという意味での個別化医療で（図2B）、TCR-T細胞療法やCAR-T細胞療法といった患者さんご自身の細胞を用いる細胞療法や、患者さんから同定したネオアンチジェンを利用したワクチン療法や細胞療法がこれにあたります。ネオアンチジェンはそれ自体がバイオマーカーでもあるので、特に後者は究極の個別化医療と言えるかもしれません。

今はまだ実用的なものにはなっていませんが、10年前に現在のがん免疫療法の発展をほとんどの人が予想さえしていなかったことを思えば、将来的には、個別化がん免疫療法が一般的となる時代が来る可能性は大いにありえます。

がん免疫療法の治療効果をどのように判断するか？

臨床でがん治療に携わっている方ならご存知と思いますが、現在、固形がんの薬物療法の治療効果はRECISTと呼ばれるクライテリア（基準）により判定されています。RECISTでは、腫瘍サイズが大きくなれば進行あるいは増悪した（progressive disease：PD）と評価されます。PDというのは薬が効いていないということなので、その治療を止めるべきという判断基準になります。

効かない薬を打ち続けることは、肉体的にも経済的にも、倫理的にも問題です。

　しかしがん免疫療法の場合は、RECIST基準によるPDがいったん観察された後、時間が経ってから効果が出てくる**偽増悪（pseudo-progression）**と呼ばれる症例が少数ですが認められます。またRECIST基準では治療開始後に新規のがん病変が生じた場合はPDと評価されるのですが、がん免疫療法では、新規病変が生じても元の病変部位には治療効果が認められる症例もあります。普通の抗がん剤のように、新規病変が出たのだからこの薬は効かない、だからもう投薬は止めましょうと判断するのはまだ早い場合があるということです。

　とは言え、免疫療法であってもPDの患者さんの多くは本当に病状が進んでいるわけですから、やはり多くの場合では、同じ治療を続けることは良くないということになります。がん免疫療法における治療効果の評価判定はこのような点から難しく、それぞれの患者さんの病状や他に使える治療法の選択肢などによって治療方針が左右されることを常に念頭に置かなければなりません。

🔹 新しいテクノロジーとの融合

　がん免疫療法の課題に関する話題ばかりになってしまいましたので、最後のパートは、新しいがん免疫療法への期待の話をさせていただきたいと思います。本書で紹介した新しいがん免疫療法の数々は、言うまでもなく、**医学・生命科学におけるテクノロジー**の進歩のうえに成り立っているものです（図3）。遺伝子クローニングにはじまり、モノクローナル抗体の作製、細胞外での免疫細胞の培養や分化誘導、遺伝子改変技術、次世代シークエンス技術など、それらを数えれば枚挙に暇がありません。

　これからも新しいテクノロジーとの融合により、新たながん免疫療法が生み出されることでしょう。例えば第3章の最後に少しだけお話しした**iPS細胞技術**との融合もその1つです。近年、iPS細胞からT細胞を樹立して、CARなどを発現させることで抗腫瘍活性をもたせる試みがなされています。この方法が画期的なのは、多くのタイプのiPS細胞がストックされているリソースがあれば、必ずしも患者さんの細胞を用いる必要はないということです。ある患者さんにがんが発覚して、そこから細胞を採って、遺伝子改変をして……というプ

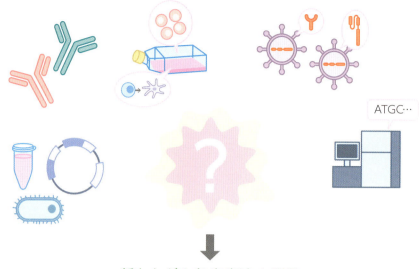

図3　がん免疫療法の発展はテクノロジーの進歩とともに

ロセスを経ることなく、すでにあるiPS細胞ストックからTCRやCARを発現したT細胞をたくさん準備しておいて、患者さんに免疫拒絶が起こらないようなタイプを選んで輸注することができれば、治療を開始するまでの期間を数日程度に短縮することが可能になるかもしれません。

本書を最後まで読んでくださった皆さまへ

　さて、「やさしく学べるがん免疫療法のしくみ」の話もこれでおしまいです。今注目されているがん免疫療法のしくみと効果、そして課題についてご理解いただけたでしょうか。

　がんに対する免疫療法は今後ますます発展していくことが予想されます。おそらく、本書で取り上げた治療法以外にもさらに新しいがん免疫療法が開発され、臨床応用されることでしょう。そのたびに新しい疑問が起こり、次なる問題点も現れると思いますが、それらを1つ1つ解決していくことによってがん免疫療法が発展し、ひいてはがん患者さんに最善の治療法を提供できることにつながります。

エピローグ

　そして最後に1つだけ、皆さんにお願いがあります。ぜひ本書で学んだ内容をもとに、さらなる学習を続けていただきたいと思います。本書をお読みいただいた方のなかには、医師の方もいれば、薬剤師や看護師の方、また研究者の方など、さまざまな立場の方がいらっしゃると思います。新しい知識を学んだら、ぜひ周囲の皆さんと共有して、何がポイントなのか、何が課題なのかを議論してみてください。

　それでは、がん患者さんのためのより良いがん医学・がん医療を願いながら、筆をおきたいと思います。ご清覧、ありがとうございました。

参考図書
- 「がん免疫療法　腫瘍免疫学の最新知見から治療法のアップデートまで」(河上 裕/編)、実験医学 Vol34-No12、羊土社、2016

索 引

数 字

4-1BB ... 61

欧 文

A〜C

APC ... 53
B細胞 ... 9, 44
B7 ... 27, 29
BRAF阻害剤 ... 36, 62
CAR-T細胞療法 ... 40, 42, 61, 68
CD19標的CAR-T細胞 ... 43
CD28 ... 29
CD134 ... 61
CD137 ... 61
Coley Toxin ... 10
CpG ... 52
CR (complete response) ... 30
CRS ... 44
CT抗原 ... 51
CTLA-4 ... 27, 29

E〜I

EGFR阻害剤 ... 36, 62
Fasリガンド (FasL) ... 16
heterogeneity ... 20
HLA ... 16, 18, 54, 55
ICD ... 62
IDO (indoleamine 2, 3-dioxygenase) ... 22
IFN-γ ... 21, 34, 44
IL-2 ... 40
IL-6 ... 44
IL-10 ... 22
iPS細胞 ... 46, 69

L〜O

LAK療法 ... 11, 40
LPS ... 52
MAGE-A3 ... 45, 51
MDSC ... 22, 62
NGS ... 36, 55
NK細胞 ... 16, 18
NY-ESO-1 ... 42, 51
NY-ESO-1特異的TCR-T細胞 ... 42
off-the-shelf ... 46
on-target off-tumor効果 ... 44
OX40 ... 61

P〜Q

PD (progressive disease) ... 68
PD-1 ... 20, 27, 31
PD-L1 ... 20, 27, 31
polyI:C ... 52
PR (partial response) ... 31
RECIST ... 68

T〜V

T細胞 ... 8, 15, 21, 26, 35, 41, 51, 62
T細胞受容体 (TCR) ... 8, 16, 26, 41, 56
T細胞の前駆細胞 ... 26
TCR-T細胞療法 ... 41, 68
TGF-β ... 22
TIL療法 ... 40
titin ... 45
Toll様受容体 (TLR) ... 10, 52
Treg細胞 ... 22, 29

VEGF阻害剤 ……………………………… 62

和文

あ行

悪性黒色腫 …………………………… 31, 51
アジュバント ……………………………… 52
アテゾリズマブ …………………………… 30
イピリムマブ ……………………………… 29
ウォッシュアウト期間 …………………… 64
エクソーム解析 …………………………… 55
エフェクター細胞療法 ……………… 40, 56

か行

化学療法剤 ………………………………… 62
獲得免疫 …………………………………… 8
滑膜肉腫 …………………………………… 42
可溶性免疫抑制物質 ……………………… 22
がん化 ……………………………………… 14
がん抗原 ………………… 11, 16, 43, 50, 54
間質細胞 ……………………………… 20, 28
完全奏効（CR）…………………………… 31
がん特異的T細胞 ………………………… 43
がん微小環境 ………………………… 20, 33
がん免疫監視機構 ………………………… 15
がん免疫療法の定義 ……………………… 6
がんワクチン療法 ………………………… 50
偽増悪（pseudo-progression）………… 69
キメラ抗原受容体（CAR）……………… 42
急性リンパ性白血病 ………………… 43, 44
休薬期間 …………………………………… 64
共刺激分子 ………………………………… 62
胸腺 ………………………………………… 26
共通抗原 ………………………………… 50, 54
グランザイム ……………………………… 16
外科手術 ……………………………… 40, 63
血液がん …………………………………… 42

血管新生 …………………………………… 62
抗CTLA-4抗体 …………………… 28, 29, 61
抗PD-1抗体 ……………………… 28, 30, 61
抗PD-L1抗体 …………………… 28, 30, 61
抗がん剤 …………………………………… 62
抗原 ………………………………………… 8
抗原提示細胞（APC）………………… 28, 53
抗原特異性 ………………………………… 8
コーリートキシン ………………………… 10
固形がん ……………………………… 43, 68
骨髄腫 ……………………………………… 42
個別化医療 …………………………46, 56, 67

さ行

サイトカイン ……………………… 6, 16, 40
サイトカイン放出症候群（CRS）……… 44
サイトカイン療法 ………………………… 11
細胞傷害性物質 …………………………… 16
紫外線 ……………………………………… 14
自己抗原 …………………………………… 26
自己免疫疾患 ………………………… 27, 32
次世代シークエンサー（NGS）……… 36, 55
自然免疫 ……………………………… 10, 52
樹状細胞 ……………………… 10, 16, 29, 53
樹状細胞ワクチン ……………………… 53, 56
術後アジュバント ………………………… 63
術後補助療法 ……………………………… 63
腫瘍関連抗原 ……………………………… 51
腫瘍浸潤リンパ球（TIL）………………… 40
食道がん …………………………………… 51
腎細胞がん ………………………………… 31
浸潤 ………………………………………… 36
新生抗原 ………………………………… 36, 50
→「ネオアンチジェン」も参照
ストローマ細胞 …………………………… 20
スプライシング …………………………… 19
スプライシングバリアント ……………… 18
制御性T細胞 ……………………………… 22
→「Treg細胞」も参照

索 引

生検	34
正の選択	27
接触阻害	14
前立腺がん	56
層別化	66

た・な行

大腸がん	45
タバコ	14
多様性	8
チロシンキナーゼ阻害剤	62
適応免疫	8
適応免疫耐性	21
トシリズマブ	44
ドライバー変異	14
トランスクリプトーム解析	55
ナイーブT細胞の活性化	53
ニボルマブ	30
ネオアンチゲン	36, 50, 54, 63, 67

は行

パーフォリン	16
バイオプシー	34
バイオマーカー	33, 35, 66
肺がん	33, 62
パッセンジャー変異	14
非小細胞肺がん	32
ヒト白血球抗原 → 「HLA」を参照	
皮膚がん	31
非ホジキンリンパ腫	43
不均一性	20
複合的がん免疫療法	60
複合的がん免疫療法の安全性	64
副作用	32, 44, 63
負の選択	26
部分奏効（PR）	31
プロフェッショナルAPC	53
分化抗原	50
分子標的薬	62
ペプチドワクチン	52, 61
ペンブロリズマブ	30
ホジキンリンパ腫	31
放射線療法	63

ま行

マクロファージ	16
末梢血リンパ球	40
ミエロイド由来抑制細胞（MDSC）	22
メモリー機能	8
メラノーマ	31, 33, 41, 45, 51, 61
免疫寛容	9, 26
免疫記憶	8
免疫グロブリン	44
免疫原性	18, 54
免疫原性細胞死（ICD）	62
免疫細胞療法	40
免疫チェックポイント	20, 26
免疫チェックポイント機構	27
免疫チェックポイント阻害剤（/阻害療法）	26, 29, 43, 46, 61
免疫チェックポイント分子	27
免疫逃避	20
免疫特権部位	51
免疫賦活療法	10
免疫抑制	20, 32, 43, 62
免疫抑制性細胞	22, 29, 62
モノクローナル抗体	28

や〜わ行

養子免疫療法	40
用量反応性試験	64
抑制性サイトカイン	22
リキッドバイオプシー	37
リポ多糖	52
ワクチン	8, 52

著者プロフィール

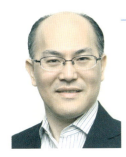

玉田耕治(たまだ　こうじ)

1992年、九州大学医学部卒業。1998年、がん免疫学の研究にて医学博士を取得。その後米国にて13年間にわたりがん免疫療法の研究と開発に従事。Mayo Clinic免疫学、Lieping Chen博士の研究室で研鑽を積み、その後Johns Hopkins大学にてAssistant Professorとして独立。さらにMaryland州立大学がんセンターにてがん免疫治療プログラムの基礎研究部門リーダーを務める。2011年に帰国、山口大学医学部教授として研究室を主宰。免疫関連分子の機能制御技術の開発、および遺伝子改変技術を利用した新しいがん免疫療法の開発を積極的に推進している。

やさしく学べる　がん免疫療法のしくみ

2016年11月 1日　第1刷発行		
2019年 5月30日　第2刷発行	著　者	玉田耕治
	発行人	一戸裕子
	発行所	株式会社　羊　土　社
		〒101-0052
		東京都千代田区神田小川町2-5-1
		TEL　　03（5282）1211
		FAX　　03（5282）1212
		E-mail　eigyo@yodosha.co.jp
ⓒ YODOSHA CO., LTD. 2016		URL　　www.yodosha.co.jp/
Printed in Japan	装　幀	加藤敏和
ISBN978-4-7581-2071-5	印刷所	日経印刷株式会社

本書に掲載する著作物の複製権，上映権，譲渡権，公衆送信権（送信可能化権を含む）は（株）羊土社が保有します．
本書を無断で複製する行為（コピー，スキャン，デジタルデータ化など）は，著作権法上での限られた例外（「私的使用のための複製」など）を除き禁じられています．研究活動，診療を含み業務上使用する目的で上記の行為を行うことは大学，病院，企業などにおける内部的な利用であっても，私的使用には該当せず，違法です．また私的使用のためであっても，代行業者等の第三者に依頼して上記の行為を行うことは違法となります．

JCOPY ＜(社)出版者著作権管理機構　委託出版物＞
本書の無断複写は著作権法上での例外を除き禁じられています．複写される場合は，そのつど事前に，(社)出版者著作権管理機構（TEL 03-5244-5088, FAX 03-5244-5089, e-mail：info@jcopy.or.jp）の許諾を得てください．

実験医学をご存知ですか!?

実験医学ってどんな雑誌？

ライフサイエンス研究者が知りたい情報をたっぷりと掲載！

「なるほど！こんな研究が進んでいるのか！」「こんな便利な実験法があったんだ」「こうすれば研究がうまく行くんだ」「みんなもこんなことで悩んでいるんだ！」などあなたの研究生活に役立つ有用な情報、面白い記事を毎月掲載しています！ぜひ一度、書店や図書館でお手にとってご覧になってみてください。

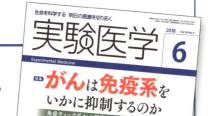

最新のがん研究のホットトピックスも特集してるよ

今すぐ研究に役立つ情報が満載！

特集では ➡ 幹細胞、がんなど、今一番Hotな研究分野の最新レビューを掲載

連載では ➡ 最新トピックスから実験法、読み物まで毎月多数の記事を掲載

こんな連載があります

News & Hot Paper DIGEST　トピックス
世界中の最新トピックスや注目のニュースをわかりやすく、どこよりも早く紹介いたします。

クローズアップ実験法　マニュアル
ゲノム編集、次世代シークエンス解析、イメージングなど
有意義な最新の実験法、新たに改良された方法をいち早く紹介いたします。

ラボレポート　読みもの
海外で活躍されている日本人研究者により、海外ラボの生きた情報をご紹介しています。
これから海外に留学しようと考えている研究者は必見です！

その他、話題の人のインタビューや、研究の心を奮い立たせるエピソード、ユニークな研究、キャリア紹介、研究現場の声、科研費のニュース、論文作成や学会発表のコツなどさまざまなテーマを扱った連載を掲載しています！

Experimental Medicine
実験医学 バイオサイエンスと医学の最先端総合誌

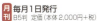 月刊 毎月1日発行 B5判 定価（本体2,000円+税）
 増刊 年8冊発行 B5判 定価（本体5,400円+税）

詳細はWEBで!! 　実験医学 online　検索

お申し込みは最寄りの書店、または小社営業部まで！

TEL 03 (5282) 1211　MAIL eigyo@yodosha.co.jp
FAX 03 (5282) 1212　WEB www.yodosha.co.jp/

発行 羊土社

羊土社のオススメ書籍

改訂第6版
がん化学療法 レジメンハンドブック

治療現場で活かせる知識・注意点から服薬指導・副作用対策まで

日本臨床腫瘍薬学会／監
遠藤一司，加藤裕芳，松井礼子／編

抗がん剤の投与スケジュールや注意点が一目でわかる大好評書，新薬を大幅追加し全面改訂！支持療法や投与速度，輸液量を含めたレジメンのほか，奏効率，副作用対策，服薬指導，減量・休薬基準も掲載．全ての医療スタッフ必携！

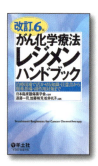

- ■ 定価（本体4,600円＋税） ■ B6変型判
- ■ 816頁 ■ ISBN 978-4-7581-1843-9

改訂版
がん化学療法副作用対策ハンドブック

副作用の予防・治療から，抗がん剤の減量・休薬の基準，外来での注意点まで

岡元るみ子，佐々木常雄／編

副作用の頻度・時期が見やすいと好評の書籍が，充実の改訂！新薬や適応拡大薬，対策の要点をまとめたフローチャートを追加．具体的な処方例つきなので，予防・治療にすぐに役立ちます！

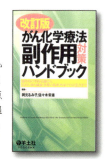

- ■ 定価（本体4,500円＋税） ■ B6変型判
- ■ 502頁 ■ ISBN 978-4-7581-1782-1

あらゆる症例に対応できる！
消化器がん化学療法

標準治療からPS不良・多発転移・骨髄抑制など難渋例の対応まで，患者さん一人ひとりに合わせた治療戦略がわかる

室 圭，加藤 健，池田公史／編

標準治療だけでなく，対応が難しい症例の治療や合併症・副作用対策など，実臨床で役立つ知識が満載．根拠と豊富な症例で病態に応じたきめ細やかな対応が身につく！好評書「消化器がん化学療法の実践」を大幅刷新．

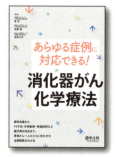

- ■ 定価（本体5,500円＋税） ■ B5判
- ■ 445頁 ■ ISBN 978-4-7581-1055-6

がんと正しく戦うための
遺伝子検査と精密医療

いま，医療者と患者が知っておきたいこと

西原広史／著

遺伝子変異を調べて個々人に最適な治療を行う「精密医療（プレシジョン・メディシン）」，そのために必要な「網羅的がん遺伝子検査（パネル検査）」をいちはやく臨床実装した著者が，ノウハウを丁寧に解説．

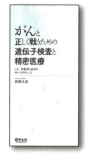

- ■ 定価（本体3,200円＋税） ■ B5変型判
- ■ 136頁 ■ ISBN 978-4-7581-1819-4

発行　羊土社 YODOSHA
〒101-0052　東京都千代田区神田小川町2-5-1　TEL 03(5282)1211　FAX 03(5282)1212
E-mail : eigyo@yodosha.co.jp
URL : www.yodosha.co.jp/

ご注文は最寄りの書店，または小社営業部まで

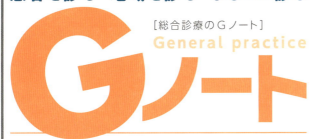
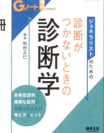

羊土社のオススメ書籍

実験医学別冊
もっとよくわかる！免疫学

河本　宏／著

"わかりやすさ"をとことん追求！免疫学を難しくしている複雑な分子メカニズムに迷い込む前に，押さえておきたい基本を丁寧に解説．最新レビューもみるみる理解できる強力な基礎固めがこの一冊でできます！

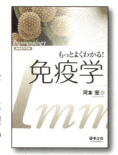

- 定価（本体4,200円＋税）　　■ B5判
- 222頁　　■ ISBN 978-4-7581-2200-9

免疫ペディア
101のイラストで免疫学・臨床免疫学に強くなる！

熊ノ郷　淳／編

複雑な免疫学を体系的に解説！ビジュアライズされた紙面と豊富なイラストですぐに理解！免疫学の基礎から，がん免疫・腸内細菌など注目の話題までしっかり網羅！河本宏先生描下ろしイラストの表紙が目印です．

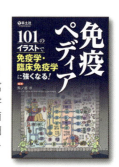

- 定価（本体5,700円＋税）　　■ B5判
- 317頁　　■ ISBN 978-4-7581-2080-7

からだをまもる免疫のふしぎ

日本免疫学会／編

ぼくと猫が目撃する免疫のふしぎのお話．子供から大人まで楽しく読めて，しっかりとした科学が身につく新しい絵本．ハイレベルな知識までやさしく解説してあるので，実は免疫学が苦手で…という方にもお薦めです！

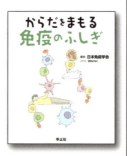

- 定価（本体1,800円＋税）　　■ A4変型判
- 71頁　　■ ISBN 978-4-7581-0725-9

免疫学はやっぱりおもしろい

小安重夫／著

複雑な免疫学の世界をできるだけかみ砕き，その巧妙さをわかりやすく解説した名著の改訂版！最新の話題や，歴史上のエピソードを楽しく紹介したコラムを追加，免疫学が一層おもしろくなる必読の書です．

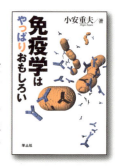

- 定価（本体2,800円＋税）　　■ 四六判
- 239頁　　■ ISBN 978-4-7581-0724-2

発行　羊土社 YODOSHA

〒101-0052　東京都千代田区神田小川町2-5-1　TEL 03(5282)1211　FAX 03(5282)1212
E-mail：eigyo@yodosha.co.jp
URL：www.yodosha.co.jp/

ご注文は最寄りの書店，または小社営業部まで